DEC 0 9 2015

El poder de la prevención

EL PODER DE LA PREVENCIÓN

Dr. José Bandera

EDICIONES URANO

Argentina — Chile — Colombia — España
Estados Unidos — México — Uruguay — Venezuela

1ª edición: Octubre, 2014.

© 2014 by José Bandera
© 2014 by EDICIONES URANO, S.A. Aribau,142, pral.—08036, Barcelona
EDICIONES URANO MÉXICO, S.A. DE C.V.
Avenida de los Insurgentes Sur #1722, 3er piso. Col. Florida. C.P. 01030
Álvaro Obregón, México. D.F.

www.edicionesurano.com
www.edicionesuranomexico.com

ISBN: 978-607-9344-55-9

Fotocomposición: Marco Bautista
Impreso por Metrocolor de México S.A. de C.V., Rafel Sesma H., No.17, Parque Industrial FINSA, C.P. 76246, El Marqués, Querétaro, Qro.

Impreso en México — Printed in México

A la amistad...
porque es lo mejor que hay.
Mi agradecimiento, a todos mis pacientes.

Índice

Prólogo

Dra. Julie Salomón

Admiro a quienes persiguen imposibles hasta hacerlos posibles. Así es Pepe, autor de este libro que refleja no sólo su compromiso con la salud, sino su tenacidad para contribuir con su granito de arena a convertirnos en un país saludable.

Desde que lo conozco ha sido un hombre de grandes retos. Y en esta ocasión, no sólo se dirige a los pacientes, nos reta también a nosotros, los médicos, a crear un verdadero sistema de salud basado en la prevención para que, paulatinamente, se vaya dejando atrás el que nos rige ahora que parte de la curación de una enfermedad.

Su libro *"El poder de la prevención"* es una forma de disponer cómo queremos llevar nuestra vida.

Ciertamente más vale prevenir que lamentar, como dice el refrán. Una sociedad saludable y que previene la enfermedad, es una sociedad sana que, incluso, contribuye a evitar los gastos catastróficos para las familias que implican enfermedades que pudieron haberse evitado.

La "prevención" se define como una medida o disposición que se toma de manera anticipada para evitar que un acontecimiento negativo tenga lugar.

Las enfermedades, muchas veces, son sólo el efecto de tomar malas decisiones y de escoger estilos de vida inadecuados. Por eso es importante hacer un alto en el camino y preguntarnos cómo vivimos y qué es lo que está provocando las enfermedades.

"El poder de la prevención" es un libro enfocado a la causa, es decir, al cómo es que te enfermas y al por qué te enfermas. Si entendemos cómo funcionamos en nuestra vida diaria y cuáles son nuestros hábitos cotidianos, podremos corregir lo negativo y asegurarnos una vida sana.

Se puede decir que éste, es un libro que ofrece al lector las herramientas necesarias para el autoconocimiento.

Nosotros diseñamos nuestra vida y podemos elegir la calidad con la que queremos experimentarla.

Recuerdo mi primer día en la Facultad de Medicina. Escuché por primera vez a alguien decir: "No existen enfermedades, sino enfermos". Ciertamente la responsabilidad de la salud depende de cada uno de nosotros, es individual, pero si nosotros mismos nos regimos por hábitos saludables es seguro que nuestra familia, nuestros hijos, los tendrán también.

La revolución demográfica en nuestro país está generando un incremento de las enfermedades crónico degenerativas, principalmente cuando se prevé que, del año 2000 al 2050, la población infantil disminuirá un 33% y los mayores de 65 años aumentarán un 600%. Esto justifica la preocupación y motivo del libro "El poder de la prevención". Es urgente que las nuevas generaciones aprendan a prevenir y a vivir saludablemente.

José Bandera, es un extraordinario y admirado amigo mío, es un excelente médico y su sólida reputación incluye un predominio de sus actividades docentes y su práctica clínica. Su interés por difundir la prevención, muestra la congruencia con la que goza y vive su vida.

Su entusiasmo es contagioso y es encomiable señalar que es un profesional de la salud que nunca deja de prepararse. Su búsqueda por ser una mejor persona es incesante, y, en su libro, nos regala un poquito de su sabiduría que nos dará la oportunidad de tener, o buscar alcanzar, una mejor calidad de vida.

Introducción

EL POR QUÉ DE LA PREVENCIÓN

Cuando surgió el proyecto de escribir un libro, no dudé por ningún momento que la prevención era el tema a tratar ya que, el alcance de la misma nos puede llegar a salvar la vida o al menos, a evitar malos ratos y momentos.

La prevención es uno de mis temas favoritos y cuando veo a algún paciente con cierta enfermedad o complicación de la misma, –la cual se pudo haber evitado–, es cuando pienso que mientras más información tengamos podremos lograr una mayor defensa contra las enfermedades. La falta de conocimientos nos lleva a cometer muchos errores y, muchas veces, es demasiado tarde para componerlos.

¿De dónde vienen las enfermedades?

Imaginemos una receta de cocina, con varios ingredientes, donde el platillo final es la enfermad. Para cocinarla, se necesitan varios componentes –a los que llamaremos factores– y, algunos de ellos, *sí* que podemos modificarlos. Veamos:

En primer lugar está la **genética**. Ésta, es la información que tenemos todos en nuestras células, en nuestro disco duro. Es el legado familiar que nos han trasmitido nuestros abuelos y padres. En el momento de la historia que estamos viviendo, no se pueden hacer mayores cambios. La medicina ha avanzado mucho y en un futuro habrá mucha manipulación genética que hará las cosas más sencillas desde este punto de vista. Pero lo que sí podemos hacer desde ya, es preguntar a nuestros padres sobre sus enfermedades y la de los abuelos, así como si existe o no alguna enfermedad común en la familia. Muchas de las enfermedades tienen disposición genética, es decir se presentan más comúnmente en alguna familia. Me sucede mucho que, cuando hago una historia clínica, los pacientes casi no conocen los antecedentes de sus familiares. Te sugiero que te sientes a hablar con tus papás y abuelos y les preguntes de qué sufrieron o murieron tus familiares cercanos. De seguro, al conocer esto, te preguntarás ¿por qué algunos miembros de la familia presentan o presentaron ciertas enfermedades y otros no? Es ahí en donde entran otros factores:

Alimentación: *Somos* lo que comemos, y somos también nuestros hábitos de alimentacion: los horarios de nuestras comidas, el cómo comemos, cuánta agua tomamos, etcétera.

Actividad: El ejercicio, el deporte, el dinamismo, la meditación y el sueño son clave en nuestra receta de salud. ¿Cuántas horas duermes?, ¿duermes bien, es decir, tu sueño es reparador o amaneces cansado? ¿Qué tan sexualmente activo eres?, ¿usas protección?, ¿cuántas parejas sexuales tienes? o ¿cuántas parejas sexuales tiene tu pareja? ¿Qué tipo de deporte haces?, ¿aeróbico, pesas, deportes extremos o más tranquilos como el golf? ¿Dedicas tiempo para estar contigo o siempre estás corriendo como hamster de aparador de tienda de animales en ruedita interminable?

Laborales: ¿Pasas mucho tiempo en alguna posición?, ¿utilizas la computadora demasiado? ¿Estás expuesto a alguna sustancia en tu trabajo? Éste, ¿involucra animales? ¿Tomas descansos? ¿Cómo te trasladas hacia tu trabajo? ¿Estás bajo mucho estrés laboral?

Geográficos: ¿Dónde vives? Algunas zonas son más propensas a diferentes enfermedades, inclusive ¡si te mudas a ellas! También te puede afectar el tipo de viaje temporal que hagas; hay una gran diferencia entre viajar a un cómodo hotel en una gran metrópoli que ir a hacer ecoturismo al Amazonas. ¿Vives en una ciudad muy contaminada o cerca de alguna fábrica?, ¿en alguna zona en donde haya Paludismo o Tuberculosis?

Vacunas: Estas no son exclusivas de los niños y tienes que saber cuáles debes de tener de acuerdo a tu estilo de vida y a tu edad. Tendemos a pensar que las vacunas son exclusivas de la infancia y no es así.

Mascotas: ¿Qué mascotas tienes?, ¿cómo convives con ellas? No es lo mismo tener un pastor alemán que tener un rebaño de ovejas. ¿Duerme tu mascota en tu cama?

Actitud: ¿Qué tan ansioso eres?, ¿cómo manejas tu estrés?, ¿cómo reaccionas ante situaciones adversas?, ¿tiendes a deprimirte?

Y, finalmente, existe **el azar**, la palabra suerte no me gusta mucho pero es verdad que muchas veces aparecen enfermedades en quien menos lo esperas y sin algún motivo específico. ¿Será que aquí aplica el lema de: *"Cuando te toca, aunque te quites y cuando no te toca aunque te pongas"*?

Ahora, pensemos en lo que cuesta enfermarse. Pero no lo hagamos primero en lo que corresponde a lo económico, sino en lo que cuesta **emocionalmente** enfermarse.

Tristemente, una enfermedad puede ser devastadora no sólo para el que la padece sino para todos los que lo rodean. Un padecimiento puede cambiar totalmente la dinámica de una familia y ser demoledor. Es decir, puede llegar a ser un mal colectivo. Lo veo todo el tiempo en el hospital; familiares y enfermos desolados por algo que pudo prevenirse.

Y ahora sí, ¡ponlo en billetes! Siempre es más caro tratar una enfermedad que prevenirla.

He visto economías familiares derrumbarse ante alguna enfermedad seria y, muchas veces, sin buenos resultados. No es lo mismo detectar y eliminar un mínimo tumorcillo que apenas y crece del tamaño de la punta de un lápiz que cuando el tumor ha invadido órganos y destruido todo lo que encuentra a su paso.

En esta parte de la prevención no se trata de a fuerzas cambiar estilo de vida o alimentación, sino de tomar conciencia, responsabilizarse y checarse para detectar posibles problemas a tiempo. Se trata de que seas tú el que tome las decisiones acertadas teniendo la información correcta.

La prevención no es sólo evitar que aparezcan una o varias enfermedades, sino también, detectarlas a tiempo y ¡evitar que avancen! Dentro de la detección temprana también puedes averiguar a lo que estás predispuesto y "echarle más ganas" lo que significa "ponerte en acción" para evitar que sucedan los problemas.

Es cierto, muchas veces hay que **invertir** en la prevención, en las vacunas, en los chequeos, en las visitas al médico y al dentista, pero siempre, siempre, va a ser mucho más barato, tanto económica, como física y emocionalmente, optar por la prevención. Lo más importante que tienes en tu vida es a ti mismo: ¡Cuídate!

El objetivo de este libro es enfocarnos, sobre todo, a lo que podemos hacer para evitar enfermedades específicas y prevenir las complicaciones de enfermedades ya existentes o que puedan aparecer.

Lo que pretendo como médico, a través de estas páginas que comparto hoy contigo, es que logres estar y mantenerte bien, porque recuerda siempre que:

¡Prevenir es vivir!

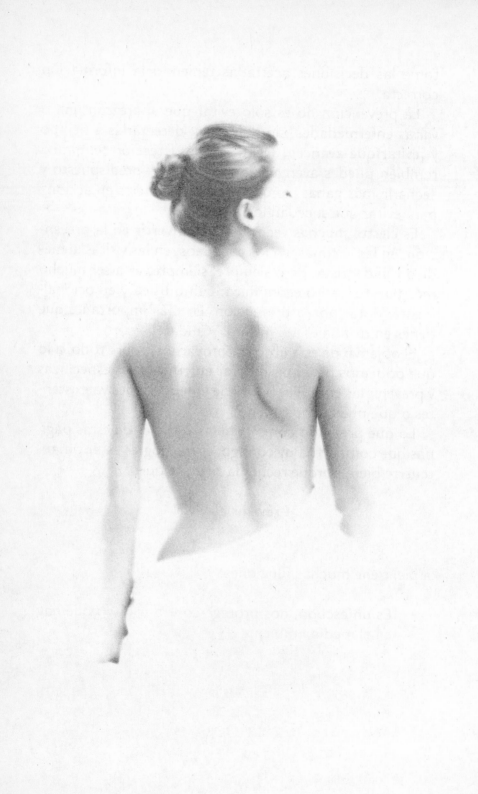

Capítulo 1

PREVENCIÓN EN DERMATOLOGÍA

¿Sabías que la piel es el órgano más grande que tenemos? Es curioso, porque pocas personas lo imaginan. Casi siempre, me dicen que es el hígado, el cual, en efecto es la víscera más grande que tenemos. Pero un adulto normal tiene más de 3 kilos de piel y ¡más de 2 metros cuadrados de ella!

La piel tiene muchas funciones:

- Es un escudo, nos protege contra todo lo que hay en el medio ambiente.
- Es impermeable al agua y evita que nos evaporemos.
- Juega un papel clave en el metabolismo de la vitamina D y en el metabolismo del calcio, lo cual es necesario para tener huesos fuertes.

- Además de ser nuestro escudo, es como un sensor que, a través de miles de nervios, nos permite saber que hay en el entorno; si hay frío, si hay calor, si hay dolor o si hay sensaciones agradables y placenteras.

Imagina que te tapan los ojos y te acarician la piel con una pluma, te ponen cera caliente o te pasan un cubo de hielo por la espalda. Todo eso, que no se ve, se siente; y lo hacemos a través de nuestra piel que le avisa al cerebro quien lo registra e identifica, no es necesario verlo.

El color de la piel es muy importante para proteger nuestro cuerpo, éste nos lo da un pigmento que se llama melanina cuya función es resguardarnos del sol, por eso, en zonas más tropicales las razas son más obscuras que en las zonas en donde el sol no es tan intenso.

La piel nos ayuda a regular la temperatura, ¿sabías que diariamente sudamos alrededor de 2 litros? También tiene una gran capacidad de renovación, cada minuto perdemos más de cincuenta mil células, es decir, nuestra piel constantemente se va renovando, cae la capa de arriba y aparece una nueva, nuestras células se están replicando a gran velocidad.

Al estar tan expuesta a los elementos externos, la piel también sufre de enfermedades y constantes agresiones, por lo que hay que darle el cuidado que necesita ya que, muchas de esas enfermedades son prevenibles.

Empecemos por lo más básico:

Mantén tu piel limpia, sobre todo en áreas de pliegues como ingles, axilas y entre los dedos. ¿Cuál es la manera ideal de limpiarla? Con agua y jabón, así de fácil y sencillo. Sin exagerar. Tampoco es necesario que la talles con piedras o zacates como si fuera ropa sucia. ¡Cuídala! Puedes usar un lienzo o una esponja.

Es recomendable que uses crema o aceite para mantener la piel humectada, y el momento ideal para aplicarlos es después del baño cuando aún está mojada, así atrapas más humedad en la piel. Esto, a menos que tengas una piel muy grasosa, en cuyo caso te recomiendo ir con tu médico a que te diga cuál es el producto ideal para tu tipo de piel.

El sol y la piel

Todos conocemos esta relación odio-amor como de telenovela que tiene la piel con el sol.

¿El sol es bueno para la piel? La respuesta es SÍ. Unos diez a quince minutos al día y siempre utilizando bloqueador solar. Los rayos del sol son necesarios en el metabolismo de la vitamina D y el calcio.

También es verdad que el sol nos brinda un bronceado que nos hace parecer estrellas de Hollywood pero, ¿sabes por qué se da ese bronceado que tanto te gusta? Porque tu cuerpo está produciendo más melanina para protegerse contra los rayos del sol que la están dañando. Sí, esos rayos a los cuáles tú expones tu piel como si fuera la de una iguana.

La piel se daña no sólo en las capas superficiales cuando se expone al sol, el daño llega a capas más profundas donde está la colágena y la elastina, sustancias que le dan firmeza y tono a la piel. Imagina estos dos elementos como varillas en una construcción. ¿Qué pasa si las varillas se debilitan? Pues toda la estructura estará débil. El sol, al hacer a estos elementos menos resistentes, causa que la piel se arrugue y se vuelva flácida, es decir que se haga más vieja de manera prematura. ¿Cuántas veces has visto a personas muy bronceadas que parecen 15 años más grandes de su edad? Bueno, pues tanto ese gran bronceado como esa apariencia de papiro, se la deben al sol. Sus rayos causan también manchas en la piel y, al dañarla, se facilita que aparezcan infecciones como la del herpes.

¿Cómo cuidarse del sol?

Utiliza bloqueador solar **todos los días.** Fíjate que sea de protección mínima del 30 (SFP) y aplícalo por toda tu piel antes de vestirte. Inclusive aplícalo debajo de la ropa, no sólo en las áreas expuestas.

Recuerda que hay que reaplicarlo, sobre todo, si estás expuesto directamente al sol o si te encuentras en lugares donde sus rayos peguen fuerte, y no olvides hacerlo también si te metes al agua o si has sudado mucho.

Protégete con bloqueador las manos cuando estés manejando, ya que prensado del volante, el sol te está lastimando, incluso a través de los cristales, y es por eso que vemos tantas manchas en el dorso de las manos de las personas.

Evita exponerte al sol durante sus horas más fuertes que son de las 11:00 a.m. a las 4:00 p.m. Durante este horario lo mejor es mantenerse en la sombra. Si debes exponerte, usa sombrero y lentes con protección UV, UVA y UVB. Si estás en la playa, protégete bajo una palapa.

Además de que el sol envejece tu piel y la mancha, los rayos UV (ultravioleta) del sol se relacionan directamente con cáncer de piel. Hay varios tipos de cáncer en la piel pero hay uno, el Melanoma maligno, que es muy agresivo y peligroso, pero todos los cánceres, así sean menos agresivos, suelen ser deformantes y ameritan eliminarse.

Por si las primeras razones para proteger tu piel no fueron suficientes para animarte a hacerlo, espero que esta última te haga reconsiderar qué harás en tu próximo viaje a la playa. Recuerda que mientras más blanca sea tu complexión, más susceptible eres al daño del sol.

Un dato curioso: ¿Sabes qué es lo que más mata a la gente de piel blanca en África? ¿Leones? ¿Leopardos? ¿Mandriles? ¡NO! Es el daño por el sol. El Melanoma maligno es la primera causa de muerte de enfermedades asociadas a exposición al sol. Mucho ojo, lo anterior también aplica para las cabinas solares.

Si aún así quieres tener un bronceado tipo George Hamilton en los 80´s, mi recomendación es que averigües qué crema autobronceadora te funciona a ti y le evites el riesgo a tu piel. La industria de la belleza y cosmetología ha logrado desarrollar productos que te hacen aparecer bronceado evitándote el daño causado por la exposición solar.

Y hablando de cremas, pasemos a otro punto importante en la prevención de enfermedades de la piel: El uso y abuso de cremas dermatológicas.

Hablo de todas las cremas, ungüentos y pomadas que la gente se autoreceta cuando tiene algún tipo de mancha, grano o picazón. Cuidado con esto. Los dermatólogos están en aprietos cuando llega un paciente que ya utilizó múltiples remedios y, la lesión original que tenía en la piel, ya es totalmente diferente. El médico no sabe cómo era la lesión inicial lo cual hace más difícil el diagnóstico y por lo mismo, el tratamiento adecuado. El **no autorecetarse** aplica también en las enfermedades de la piel.

Muchas veces lo que te apliques puede inclusive empeorar la situación. Un punto clave son todas las cremas que contienen cortisona y sus derivados. Son efectivas para muchas enfermedades pero únicamente el médico puede decirte cuál es la que a ti te beneficiará, cómo aplicarla y durante cuánto tiempo. Las cremas con cortisona pueden dañar la piel a largo plazo y, si la enfermedad o lesión que tienes es infecciosa, es muy posible que el cuadro empeore de manera severa.

¿Tienes comezón? Evita a toda costa rascarte, puedes poner compresas frías para mejorar la sensación e ir al médico para que vea qué es lo que pasa. El rascado puede hacer más grandes las lesiones, puede hacer que la comezón sea peor y facilita que la piel se infecte. ¡NO te rasques!

Otro tip clave en la prevención de enfermedades de la piel es que, si alguna sustancia te irrita, te pone roja la piel, te saca ampollas o vesículas, o te mancha, ¡NO debes usarla!, y mi recomendación es que se lo comentes de inmediato a tu médico. Aquí no sólo me refiero a medicamentos sino a muchas sustancias que van desde jabones, a preparados más fuertes como los solventes, líquidos limpiadores, carnes y pescados crudos, material fotográfico o de laboratorio, etcétera.

¡Cuida tu piel! Si vas a utilizar alguna sustancia agresiva siempre usa guantes. Yo les recomiendo a las amas de casa que, cuando laven sus platos, los utilicen siempre. Muchas de las reacciones alérgicas en la piel son fáciles de manejar cuando se identifica al causante porque así, evitas la exposición.

Te recomiendo también que revises con calma todo tu cuerpo, te conozcas y te familiarices con todos los rincones de tu piel. Párate sin ropa frente a un espejo y revísate todo lo que sea posible. ¿Tienes lunares o manchas?, es muy común que los tengamos, pero es de verdad muy importante que sepas dónde los tienes y cómo son. ¡Conócelos bien! Pídele a tu pareja que te revise en las zonas donde tú no alcanzas a verte. Mientras más blanca sea tu piel es mayor la probabilidad de tenerlos. Fíjate bien en su forma, textura y tamaño. Si el lunar crece, cambia de color, de forma o de textura, o aparecen lunares nuevos, es momento de ir al dermatólogo a checarte. No es para alarmarse, puede que no tenga mayor implicación, pero aquí lo que queremos **es prevenir**.

Otro enemigo de la piel es la humedad excesiva, sobre todo en áreas que se mantienen poco ventiladas como los espacios entre los dedos de los pies y los pliegues del cuerpo. Digamos que los lugares húmedos y obscuros son ideales para que ahí, vayan a vivir los hongos. El pie de atleta, tan común en adolescentes y tan contagioso en los baños públicos, goza de encontrar sitios húmedos en la piel donde habitar. Siempre que te metas al agua asegúrate de secarte bien, sobre todo las zonas que te he mencionado. Nuca te pongas calcetines y zapatos con los pies mojados y, si vas a algún club o piscina pública, asegúrate de usar sandalias.

Los zapatos deportivos cada vez son más modernos y ventilados, pero tienden a guardar el sudor, manten-los siempre secos y bien limpios. Si te sudan mucho los pies utiliza algún talco que los seque, los hongos son muy latosos y a veces difíciles de quitar sobre todo cuando afectan las uñas.

Otro tipo de infección de piel que es importante mencionar es la celulitis. Casi todo el mundo piensa que la celulitis es solamente la piel de naranja que afecta a muchas mujeres pero yo me refiero a las infecciones de la piel y los tejidos blandos que son la grasa, los ligamentos tendones y músculos que están por debajo de la piel.

La celulitis, medicamente hablando, es esta infección de la piel. NO tiene nada que ver con el nombre común que se le da a la piel de naranja que sufren muchas mujeres. Ese es un tema simplemente estético y no es una enfermedad, sino un tipo de piel. Aquí hablo de CELULITIS únicamente en términos de infección de la piel y de los tejidos que la rodean ¡NO se vayan a confundir!

Ésta, casi siempre aparece por una simple lesión mal cuidada, generalmente rascada y sobreinfectada. ¿Qué hacer para evitar que esto pase? Mantener cualquier herida o lesión siempre limpia, si ves que se pone roja, caliente y duele, ve al médico cuanto antes y no dejes que corra más tiempo, esto es especialmente importante en personas diabéticas y personas con varices. Mucho ojo con este punto.

Y, finalmente, un punto más de prevención en la piel: El Herpes Zoster. Es una infección por un virus que afecta la piel de un solo lado del cuerpo y sigue un trayecto como si le hubiesen dado un latigazo a una persona. Aparecen ampollitas y luego costras y suele ser muy doloroso. A las personas que ya han tenido este problema y que tienen más de 60 años se recomienda que se vacunen.

Como prevención, además de esta vacuna, debes saber que el estrés y la exposición al sol son factores que favorecen que aparezca esta infección. Ya hablamos anteriormente de cómo debemos evitar y cuidar la exposición al sol y más adelante, en este libro también hablaremos del estrés, que es otro enemigo común.

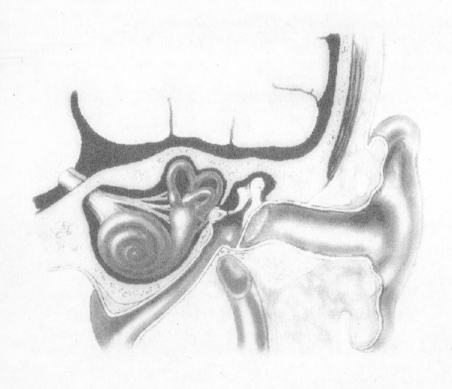

Capítulo 2

PREVENCIÓN EN OTORRINOLARINGOLOGÍA

¡Qué palabra más complicada! Es verdad, y en este capítulo encontraremos varias así; pero te aseguro que nosotros vamos a hacernos las cosas fáciles y entendibles.

La Otorrinolaringología se ocupa de los oídos, la nariz y la garganta. Y estoy seguro que alguna vez tú te has enfermado de algo relacionado con estas partes de tu cuerpo. De toda la anatomía humana, probablemente las enfermedades que se generan en estas zonas, son las causas número uno de visita a los médicos. Pero aquí te tengo buenas noticias, te compartiré qué podemos hacer para evitar que nos afecten los padecimientos en estas áreas.

CUIDA TUS OÍDOS

La disminución de agudeza auditiva es cuando vas perdiendo la capacidad de oír y puede culminar en sordera.

Se puede deber a distintas causas:

Conductiva: Cuando hay algo que bloquea el paso del sonido hacia el oído. Lo más común son infecciones y tapones de cerumen o cerilla (que es lo mismo) en el canal auditivo.

Sensorial: Cuando los órganos que captan el sonido están afectados y las causas más comunes que lo provocan son los ruidos fuertes, golpes en la cabeza y algunas enfermedades sistémicas como la Diabetes. (Sistémicas quiere decir que afectan a todo el cuerpo).

Neural: Cuando los nervios involucrados en la audición están lastimados a causa de enfermedades del sistema nervioso o por tumores.

El tipo de daño que tiene un paciente lo deberá de determinar el médico especialista en esta área, sí, el Otorrinolaringólogo, con una evaluación audiológica, pero vamos a enfocarnos en prevenir este tipo de problemas.

En primer lugar debes evitar los golpes en la cabeza. Sí, sé que suena lógico, pero muchas veces nos exponemos más de la cuenta. Por ejemplo los boxeadores, algunos se golpean tanto que a sus orejas les decimos orejas de coliflor por cómo les quedan. Si tú vas a hacer alguna actividad en donde tu cabeza corre el riesgo de ser golpeada, ¡utiliza casco o algún tipo de protección! No te la juegues.

El sol también puede afectar el pabellón auricular (la oreja), quemarlo o deformarlo, y esto, hace que la captación del sonido se altere y es que, esa forma tan peculiar que tienen las orejas está diseñada para captar adecuadamente las ondas sonoras. Por eso es importante que el bloqueador solar, que aplicas en toda tu piel, también lo uses en tus orejas.

Hablemos del cerumen o la cerilla. A mucha gente le da asco o repele esta sustancia de color amarillento o marrón que sale de la oreja, pero nuestro cuerpo la produce por una razón, y es tan normal y natural como tu saliva. En el afán de limpiarnos obsesivamente, tendemos a introducir diferentes objetos al oído y lo único que hacemos es causar tapones de cerumen. O peor aún, dañarnos el tímpano que es una membrana interna súper delgada que trasmite los sonidos. ¡NO metas nada a tu oído!, cuando te bañes, puedes limpiar con una toalla por afuera hasta donde llegue el dedo cubierto con ésta. ¡PUNTO! No más adentro porque te puedes lastimar. Los médicos decimos que "los oídos deben limpiarse con los codos". ¿Suena raro? ¡Claro! Esto es para que no puedas introducir nada dentro del oído. No hay excusa: ni pasadores ni hisopos ni nada por el estilo.

Los cuerpos extraños en el conducto auditivo también lo afectan. Éstos, normalmente son animales (tipo insectos), semillas o pequeñas partes de juguetes y ocurre más comúnmente en los niños, aunque también se dan casos en adultos. Nunca trates de sacarlos tú y enseña a tus hijos que no se deben meter nada en los oídos. Una vez, recuerdo, me tocó atender a un niño que dejó de oír porque se había metido un frijol en el oído y, como ya había pasado una semana, la semilla germinó y estaba saliendo ya una vaina. ¿Te imaginas?

¿Qué es la **Otitis**? Otitis significa inflamación del oído. Si el oído duele al tocarlo, está rojo y lo sientes caliente, debes ir al médico de inmediato, no dejes que pase el tiempo. Muchas veces las infecciones del oído pueden causar sordera cuando no son diagnosticadas ni tratadas a tiempo. La otitis puedes ser externa, media o interna dependiendo de la zona del oído que esté afectada.

Barotrauma: Es cuando hay daño en el oído por presión. Normalmente se presenta buceando o cuando estamos a alturas elevadas, como al viajar en avión. Seguro has sentido presion en tus oídos cuando estás nadando y te sumerges profundo, ¿no? Si sientes presión dentro del oído cuando el avión sube o baja o cuando desciendes al bucear, es importante que aprendas a ecualizar. Los buzos lo deben saber hacer bien pero, si tú no sabes qué es esto y cómo hacerlo, aquí te lo explico. Lo logras tragando saliva, bostezando o tratando de sacar aire por la nariz mientras te la tapas con los dedos índice y pulgar. Esto permite que se abra el conducto que va del oído hacia la vía respiratoria para que la presión se equilibre. Para prevenir el barotrauma, debes, en la medida de lo posible, evitar viajar con congestión nasal o de garganta. Lo mismo aplica por si quieres bucear o subir el Everest.

El Trauma Acústico, básicamente es un golpe de sonido, como por ejemplo una explosión, un balazo o sonidos muy estridentes. Estos ruidos, de altos decibeles, son como golpes a tu oído. Si trabajas en zonas donde existe mucho ruido como aeropuertos, fábricas, discotecas, etcétera, deberás usar audífonos para proteger tus oídos.

Los jóvenes tienden a escuchar su música a niveles muy altos y se molestan cuando uno les pide que le bajen. Ojala entendieran que esto, además de ser molesto para los que están alrededor, está dañando su oído poco a poco. Haz la siguiente prueba, ponte tus audífonos para escuchar tu música y casi te puedo asegurar que le bajarás el volumen porque lo sentirás muy fuerte, y fue así como lo escuchaste la última vez que oíste música en ese dispositivo.

El ruido es la causa más común de hipoacusia o disminución en la audición. ¡Mientras más tiempo estés expuesto a ruidos fuertes, mayor será la posibilidad de que disminuya tu capacidad de escuchar!

La Ototoxicidad se da cuando estás exponiendo tu oído a sustancias que lo pueden dañar. Algunos medicamentos del género de los antibióticos, algunos diuréticos y la quimioterapia pueden lastimar tu oído. Si notas que disminuye tu capacidad de escuchar mientras estás tomando alguno de estos fármacos debes comentarle al médico y, si ya tienes problema de oído, también. ¡Mucho ojo! Cuando combinas estos medicamentos el daño puede potencializarse, es decir, hacerse más factible. Los pacientes que están enfermos de los riñones son más susceptibles a esto, porque no eliminan los medicamentos de manera adecuada y pueden retener altos niveles de sus sustancias en su cuerpo.

El Vértigo se traduce como la sensación de movimiento sin estarse moviendo. A todos nos ha pasado cuando nos bajamos de algún juego que da vueltas en la feria, y las causas más comunes son por enfermedades propias del oído, del sistema nervioso, de los vasos sanguíneos o por infecciones. Pero muchas veces la causa del Vértigo NO se puede determinar fácilmente y aquí, la prevención, toma un papel muy importante para poder saber cuál puede ser ésta y sobre todo, descartar que no vaya a ser por alguna otra enfermedad más seria. Por esto, cuando tengas vértigo, siempre debes ir al médico para que establezca la causa de manera temprana, te de tratamiento y, para que, principalmente, descarte que vaya a ser algo serio.

CUIDA TU NARIZ

Resfriado Común: Todos hemos pasado por aquí, es muy latoso e incómodo. Es causado por un virus y, normalmente, dura de 3 a 6 días. Algo vital e importante es **no usar antibióticos**. ¿Por qué? Porque **no** sirven. La causa es viral y los antibióticos **no** matan a los virus. Sólo estarás tirando tu dinero a la basura, tomando una sustancia que puede hacerte daño y, que además, no sirve para nada. La prevención en este tipo de problemas comienza con evitar el contagio; siempre estornuda hacia tu codo y lávate frecuentemente las manos. Si tienes un resfriado, no salgas, no contagies, ¡piensa en los demás! No mandes a tu hijo a la escuela cuando esté enfermo.

Es importante saber diferenciar un cuadro de resfriado común y uno de influenza que es un resfriado mucho más severo acompañado de fiebre alta y, aquí, sí amerita estudiarse. Para evitar la influenza existe una vacuna y ya hablaremos más adelante en el libro sobre esta enfermedad que cada vez afecta a más individuos.

Otro factor de prevención en el resfriado común, es evitar el uso de sprays nasales que descongestionan la nariz, éstos sólo deben ser indicados por el médico y por el tiempo que él lo determine, ya que, si están mal utilizados, pueden dar rebote, es decir, que te pongas peor cuando los dejes de usar.

Abordaré de nuevo este tema en el capítulo de la Prevención de Infecciones.

Sinusitis: Los senos paranasales son cavidades en forma de cuevas que están en los huesos de la cara y se comunican con las vías respiratorias por pequeños túneles como conductos. La sinusitis aparece cuando estos túneles se tapan y evitan el drenaje de los senos paranasales provocando que se llenen de moco estancado y se infecten. Generalmente ocurre en personas que tienen alergias continuas o resfriados comunes. ¿Cómo evitarlos? Apegándote bien a tu tratamiento de alergias y acudiendo al médico para diagnosticarte a tiempo y no dejar que se desarrolle una sinusitis crónica.

Vestibulitis Nasal: Otro nombre extraño dentro de este capítulo. No es otra cosa más que la infección de las fosas nasales por una bacteria. Se ponen rojas, calientes y duelen, y normalmente se asocian a corte de vello o depilación nasal. Aquí te recomiendo que, si haces esto de manera frecuente, te apliques una pomada antibacteriana al terminar, para prevenir infecciones.

Rinitis Alérgica: Una pesadilla para todos los que la sufrimos. Los síntomas son parecidos a los del resfriado común con escurrimiento nasal, estornudos, picazón de ojos y congestión. Es muy común y afecta de 14 a 40% de la población mundial. En muchos países se debe al cambio de estaciones que es cuando hay más polen, pero en otros, es todo el tiempo y para cada sujeto es diferente dependiendo a qué es alérgico. Puede ser a los ácaros que viven en tu colchón y almohada, al polvo casero, a la contaminación, a las mascotas, a las plantas, etcétera.

La prevención aquí consiste en identificar qué lo detona y evitar la exposición. Si no sabes qué es lo que lo causa vale la pena ir al médico para que haga una valoración y te ayude a identificar, a través de pruebas específicas, cuál es la causa de tu alergia. Muchas veces se pueden dar terapias para quitar la alergia contra una causa específica, además de usar tratamientos preventivos, es decir tomar acciones **antes** de que tengas los síntomas, lo que es mil veces mejor que estar sufriendo durante toda la temporada de alergias. Evita las almohadas y edredones de plumas y el pelo de los animales. Mantén tu espacio lo más limpio posible, desempolva bien las alfombras y cobertores. En algunos casos, se recomienda usar purificadores de aire.

Epistaxis: Te advertí de palabras extrañas y esto significa sangrado nasal. Las causas más comunes son golpes, lastimaduras autoprovocadas (como es el caso de la gente que se mete los dedos a la nariz), la resequedad, las alergias y el uso de cocaína. El punto importante en cuanto a prevención aquí es, además de evitar los factores ya mencionados que la causan, que si el sangrado dura más de 15 minutos, debes de acudir al médico para evitar complicaciones y descartar algún problema mayor.

CUIDA TU BOCA Y GARGANTA

Leucoplaquia: Insisto con palabras difíciles pero me parece importante mencionarla. Ésta es una **mancha de color blanquecino** que aparece adentro de la boca. No se quita al lavártela y, generalmente, no da síntomas. Pero ¡mucho ojo! Esto se puede asociar a cáncer de boca. Entonces mi recomendación es que, si ves una mancha blanca adentro de tu boca que no se quita al paso de los días, debes de ir con el otorrinolaringólogo a que la diagnostique. Es más común en personas que fuman y beben pero te pido que, aunque no lo hagas, si aparece en tu boca esta mancha blanca, te vayas a checar.

Candidiasis Oral. Es una infección causada en la boca por un hongo que se llama **Candida albicans**, también se le conoce con el nombre de algodoncillo. Se percibe como muchas manchas blancas en la boca y se asocia con pacientes diabéticos y con el uso de antibióticos, quimioterapia, medicamentos derivados de la cortisona y con una mala higiene bucal. ¿Cómo prevenirlo? No usando medicamentos que no te recete un médico, manteniendo una higiene adecuada de tu boca usando hilo dental y lavando los dientes mínimo un par de veces al día; y, si tienes enfermedades como la diabetes, siempre mantenerlas bien controladas.

Gingivitis: Ésta es la inflamación de las encías, es muy común que se pongan rojas e inflamadas y que sangren con facilidad. Para prevenirla debes tener un aseo dental adecuado. Nuevamente insisto en el lavado de dientes dos veces al día, por lo menos, el uso de hilo dental una vez por día y visitar a tu dentista para una limpieza profunda dos veces al año. La gingivitis puede ocasionar mal aliento y, a largo plazo, hacer que pierdas los dientes.

Faringitis y Amigdalitis. Es la infección de la garganta y de las amígdalas o anginas. También creo que las hemos sufrido todos. Los síntomas son del tipo respiratorio y con dolor al tragar. ¿Cómo prevenirlo? Evitando la exposición a personas enfermas, pero aquí la prevención tiene que ir más lejos, ya que las amígdalas se pueden infectar con un bicho que se llama **Estreptococo beta hemolítico** que puede causar daño a tu riñón, corazón y articulaciones. Si te enfermas frecuentemente de las anginas, las tienes rojas, crecidas como pelotas de golf y con pus, tienes que ir con tu médico para que determine si estás infectado por este bicho y, en caso positivo, tomar acción ya sea eliminándolo (matando al bicho) o incluso quitar las anginas.

Halitosis. La última de las palabras complicadas del capítulo es comúnmente conocida como mal aliento. Quiero decirte que más del 80% de las causas de halitosis se encuentran en la boca. Caries, gingivitis, alimentos entre dientes, mal aseo ¿Usas hilo dental? Ya sabes: ¡úsalo una vez al día! Con el cepillado habitual no alcanzas a limpiar bien entre los dientes en donde se pueden acumular restos de comida y echarse a perder por bacterias causando un desagradable olor. Lávate los dientes 3 veces al día y utiliza enjuague bucal. Si no es suficiente, ve al dentista y, si la causa del mal aliento no está en la boca, habrá que investigar algún otro tipo de padecimiento que pueda estar causándolo.

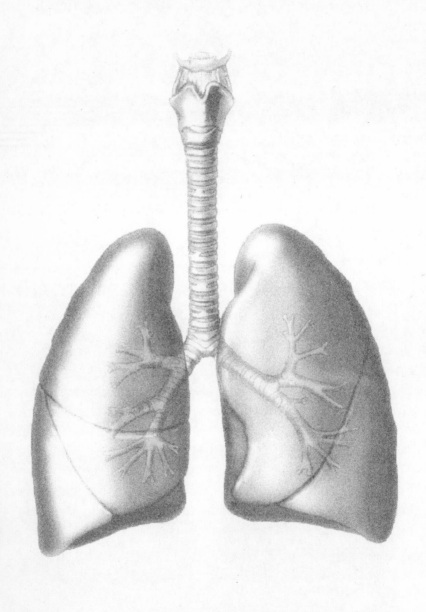

Capítulo 3
PREVENCIÓN
EN EL SISTEMA RESPIRATORIO

Neumología

La neumología es la ciencia que se ocupa del estudio y cuidado de las vías respiratorias bajas, es decir, a partir de la garganta y hasta el final de los pulmones. Al Sistema Respiratorio se le conoce como el árbol respiratorio. ¿Por qué? Porque si lo pones de cabeza, parece un árbol en donde la traquea es el tronco principal, los bronquios son las ramas gruesas y el resto de las vías respiratorias, son las ramas más pequeñas y las hojas.

La función del aparato respiratorio es llevar oxígeno a la sangre y esto lo hacemos cada vez que respiramos. El oxígeno es nuestro combustible. Lo metemos al cuerpo cada vez que inspiramos (tomamos aire) y viaja hasta el lugar más pequeño y lejano de este árbol, a una estructura que se llama alveolo. Allí, en el alveolo, la sangre lo capta y se lo lleva a las diferentes áreas del cuerpo. Y al espirar (sacar aire), lo sacamos ya en forma de bióxido de carbono.

En el capítulo anterior ya hablamos de las vías respiratorias altas y ahora nos concentraremos en las bajas. Cualquier problema que comprometa el paso libre de aire por las vías respiratorias puede tener consecuencias muy graves.

Empecemos nuestro abordaje preventivo por algo que suena sencillo pero puede ser complicadísimo:

Obstrucción de la vía aérea

Esto quiere decir que algo no permite pasar el aire y se le llama asfixia. Un objeto obstructor puede ser, desde un juguete pequeño, (por eso en las cajas de juguetes en donde hay piezas chicas se advierte que no se dejen a la mano de niños menores de 3 años), hasta la semilla o hueso de alguna fruta. También se puede ocasionar asfixia por golpes a la tráquea, alergias, tumores y acumulación de moco entre otras causas. Inclusive ¡el ahorcamiento!

Para prevenir la obstrucción de la vía aérea, cuando alguien se está asfixiando a causa de un objeto atorado en su tráquea, hay que hacer la maniobra de Heimlich cuyo objetivo es hacer que el afectado arroje, expulse, el objeto para que pueda volver a respirar.

La maniobra de Heimlich se lleva a cabo de esta manera: Situarse detrás del paciente y abrazarlo, colocando un puño sobre la boca del estómago en donde termina el esternón y, con la otra mano, envolver el puño. Deberás presionar y jalar con fuerza hacia ti provocando la expulsión súbita y fuerte de aire del afectado, buscando desalojar el objeto atorado.

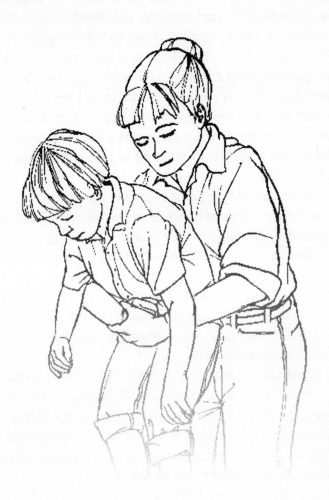

ASMA

Una de las enfermedades obstructivas más comunes y temidas es el Asma, el cual afecta a aproximadamente el 10% de la población mundial.

Cuando hay asma, las vías respiratorias se hacen más angostas impidiendo el paso del aire por ellas. Imagina una manguera de jardín la cual de pronto se hace más delgada y queda como un popote. No puede llevar la misma cantidad de agua ¿verdad? Pues lo mismo pasa con el asma, no circula la cantidad de aire necesario. ¿Te imaginas lo que siente el paciente? Una desesperación y angustia terrible. El cuadro puede ir de leve a severo y tener consecuencias mortales. Normalmente, el asma, aparece en individuos que son muy alérgicos y las vías respiratorias reaccionan estrechándose ante la presencia de alguna sustancia o alérgeno.

¿Qué podemos hacer para prevenir las crisis de asma? Si eres asmático, o tu hijo lo es, es importantísimo que mantengas el área donde viven lo más limpia posible; aspira el colchón de la cama con frecuencia ya que aquí se alojan los ácaros que pueden desencadenar ataques de asma. Evita las plumas en las almohadas y elimina tapetes o alfombras de tu casa o de las habitaciones que frecuentan. Es más fácil limpiar una superficie lisa que cualquier tapete. ¿Estás de acuerdo?

Si el paciente es alérgico a mascotas como perros o gatos, evita el contacto con ellos. Investiga, antes de ir a alguna casa de visita, si hay mascotas, para tomar tus precauciones y decidir si vas o no. Esto es importante sobre todo cuando hay gatos, un alérgico a gatos con asma **nunca** debe de ir a donde hay gatos.

Otra causa común de los ataques de asma son las cucarachas, por lo que vuelvo a insistir en que se debe mantener todo muy limpio. No dejes comida afuera y limpia los botes de basura. Independientemente del asma, ¡no queremos cucarachas a nuestro alrededor!

Si vives en lugares en donde las plantas sueltan mucho polen, considera no estar expuesto a éste durante la temporada fuerte de polinización.

Si tu asma lo causa el ejercicio, habla con el médico y pregunta qué tipo de ejercicio puedes hacer y cuáles no son recomendables para ti. Es muy curioso pero algunos pacientes desarrollan asma corriendo pero no al nadar u hacer otro tipo de ejercicio.

La clave preventiva en el asma es la educación del paciente y de su familia. Insisto mucho en la familia porque muchos de los enfermos con asma son niños.

El asma se asocia también al reflujo de ácido del estómago hacia arriba del cual más adelante hablaremos y te daré información de cómo evitarlo.

La obesidad es otro factor de riesgo, un motivo más para evitarla a toda costa.

La clave para prevenir los ataques de las personas asmáticas, además de lo que ya comenté en las líneas anteriores, es apegarte al tratamiento que te ha dado el médico. Muchos de los ataques se asocian a esta falta de apego. Esto sucede en muchas instancias en medicina, el paciente se siente mejor y ¡deja el tratamiento! En el asma, muchas veces, el tratamiento que da el médico es también preventivo y será riesgoso suspenderlo sin su autorización.

Enfermedad pulmonar obstructiva crónica

Este nombre tan largo abarca a dos enfermedades en las que el aire no fluye por las vías respiratorias, ya sea que no entre lo suficiente o que se quede atrapado adentro. Me refiero a la bronquitis crónica y al enfisema pulmonar.

Son enfermedades que esclavizan al paciente, no pueden casi ni caminar por la falta de oxígeno y todas las células de su cuerpo sufren debido a la falta del mismo. Son enfermedades muy incapacitantes y causan muchas muertes cada año. Pero aquí existe una medida preventiva importantísima y vital.

La causa más común de ambas enfermedades es **el tabaquismo**. ¿Cómo prevenirlas? ¡Aléjate del cigarro! No dejes que te fumen junto. Mantén tu espacio libre de humo de tabaco. El tabaquismo poco a poco va dañando los pulmones, destruyendo sus tejidos e impidiendo que funcionen de manera adecuada.

Un grave problema de estas enfermedades es que no son de las que aparecen de inmediato, tardan muchos años en manifestarse, inclusive años después de que un fumador empedernido haya dejado de fumar. El daño dependerá de la cantidad de tiempo que fumó y del número de cigarros que consumía.

Pero el cigarro no es el único que causa el daño, también el humo de leña lo genera. Si por algún motivo cocinas o calientas tu casa con leña, asegúrate que sea en espacios abiertos y bien ventilados.

Los pacientes con estas enfermedades son también más susceptibles a enfermarse de infecciones pulmonares por lo que se recomienda que se vacunen contra la Neumonía y contra la Influenza H1N1.

Si ya tienes alguna de estas enfermedades y el médico te manda usar oxígeno, es muy importante que le hagas caso. El uso de oxígeno ayuda mucho a detener la progresión de la enfermedad, es decir, puede evitar que siga avanzando. Además debes de llevar a cabo los ejercicios de rehabilitación pulmonar que te recomienden.

En verdad son enfermedades muy agresivas que van ahogando al paciente lentamente, hay que evitarlas a toda costa.

Neumonía

Otros nombres para esta enfermedad son pulmonía y bronconeumonía. Son enfermedades infecciosas en las que se ve afectada un área del pulmón. La infección causa inflamación, aumento del moco en alguna zona pulmonar y no permite que esta parte del órgano funcione. Es una enfermedad que puede ser mortal sobre todo en gente mayor y en pacientes que tienen algún deterioro de su sistema de defensas como sucede en la diabetes o en el lupus. También es más común que afecte a pacientes con otras enfermedades respiratorias y a gente que consume alcohol.

Muchos pacientes se quejan considerablemente de la tos, y aquí hay un punto importante que quiero tocar, la tos **no es una enfermedad**, es un mecanismo de defensa del cuerpo para expulsar algo que lo está lastimando. Por lo tanto nunca hay que tratar la tos sino lo que la causa. Mucho ojo con esto.

¿Cómo prevenir la neumonía? Aplicando la vacuna contra el neumococo. Este es el bicho que comúnmente causa las neumonías, sobre todo en los sujetos que tienen mayor riesgo. Esta vacuna, o previene la infección o disminuye la gravedad en caso de que se presente. Toda persona mayor a 65 años debe de ponérsela y se deberá reforzar la dosis cada 6 años. Es importante mencionar que el neumococo no es el único germen que causa neumonía, pero sí de los más comunes y también prevenible.

Así mismo, se recomienda la vacuna de la influenza ya que esta enfermedad se asocia a neumonías.

Si tienes síntomas de neumonía, falta de aire, fiebre y mucha tos, no te autorecetes, ve a ver al médico cuanto antes, hay que prevenir las complicaciones, y una infección de bronquios mal tratada, puede convertirse fácilmente en neumonía.

Tuberculosis

Muchos creen que esta enfermedad ha desaparecido, que ya no existe más, pero la triste realidad es que sigue presentándose. Es una infección que si bien ataca sobre todo a los pulmones, puede afectar a varios órganos más del cuerpo. Es un *bicho* muy dañino que se trasmite muy fácilmente y afecta generalmente a gente desnutrida que vive en condiciones pobres de higiene o en hacinamiento. También se aprovecha de los inmunodeprimidos, es decir, los que están afectados de su sistema de defensa como sucede en la infección por Virus de Inmunodeficiencia Humana (VIH).

La ventaja es ¡que existe una vacuna! Y por esto es prevenible.

Pero si por algún motivo llegara a aparecer la enfermedad, es **muy** importante apegarse al tratamiento que suele ser largo y tedioso. Recuerda que muchas complicaciones aparecen porque la gente deja de tomar los medicamentos prescritos. No se confíen, la tuberculosis sí sigue existiendo y hay que prevenirla.

Cáncer de pulmón

Este tipo de carcinoma es el que más mata a hombres y mujeres en cuanto a muertes por cáncer en el mundo. Es decir, es muy común, y lo que hay que hacer para prevenirlo, es evitar los factores de riesgo como el tabaquismo: Ni fumar ni permitir que fumen a tu alrededor. El *fumador pasivo* es aquél que no fuma pero que vive con un fumador. Este sujeto también tiene riesgo de tener cáncer. Y no me refiero únicamente a fumar cigarros; el puro y la pipa también lo causan. Y aún no se ha demostrado que los cigarros bajos en nicotina reduzcan el riesgo de cáncer, **no** se debería fumar por ningún motivo.

También es más común que se genere en gente con sobrepeso y en aquellos que no hacen ejercicio, o sea que, como medida preventiva, debemos de incorporar el ejercicio a nuestra vida.

Hay otras sustancias que se asocian a algunos tipos de cáncer de pulmón como son los asbestos, el arsénico, el cadmio, el níquel y el alquitrán. No es usual que estemos expuestos a ellas en los lugares comunes durante nuestra vida diaria, pero si en tu trabajo, se utilizan estos materiales, debes ser consciente de ello y extremar precauciones utilizando equipo de protección para evitar respirarlos.

Otra situación que eleva el factor de riesgo es si tienes familiares con este tipo de cáncer, así que también sé muy precavido.

Tromboembolia pulmonar

La tromboembolia pulmonar es causada cuando se forma un coágulo en algún sitio lejano a los pulmones, sobre todo, en el área de la pelvis y las piernas, y éste se desprende dentro de un vaso sanguíneo y viaja hacia el pulmón en donde se aloja. Es un problema muy serio y potencialmente fatal.

Los coágulos casi siempre se originan y vienen de venas profundas en personas con sobrepeso, personas que están inmóviles por largos periodos de tiempo o personas que han sido sometidas a operaciones de la parte baja del cuerpo. También aquí el cigarro es un factor de riesgo. Como verás a lo largo de este libro, encontraremos siempre que el cigarro es muy negativo para tu salud.

Lo que hay que hacer para prevenir esta enfermedad es: mantenerte en tu peso, evitar estar en una posición sin movimiento por largo tiempo (por ejemplo en los aviones o en viajes largos por carretera), levántate o estaciónate, según el caso, cada dos o tres horas y camina un poco para que la circulación esté activa y evites el encharcamiento de sangre que favorece la formación de coágulos. Haz ejercicio usando tus pies y piernas, párate de puntas, flexiona los pies, estírate.

Si te van a operar de la cadera o de la pelvis y eres fumador, coméntaselo a tu doctor y él seguramente te dará algún medicamento que prevenga el futuro desarrollo de este tipo de problemas.

Apnea del sueño

¿Has visto a alguien que estando dormido de repente se queda sin respirar para después hacerlo ruidosamente, como una locomotora? Eso es apnea, cuando dejas de respirar por más de 10 segundos mientras estás dormido sin darte ni cuenta. La causa más común es por obstrucción al paso del aire mientras duermes debido a que los músculos de la faringe se aflojan y sus estructuras se cuelgan impidiendo la circulación normal del aire. Es muy común que se presente en gente que ronca durante la noche.

La apnea es muy dañina porque provoca que deje de llegar oxígeno a los tejidos corporales y éstos sufren.

Factores de riesgo: Obesidad, tabaquismo y el uso de pastillas para dormir. ¡Hay que evitarlos!

Antes de cerrar este capítulo, vuelvo a insistir sobre el tabaquismo, ya veremos cómo afecta a los diferentes aparatos y sistemas.

Hay que prevenir el tabaquismo en los demás, y esto, es con ejemplo y educación. Tenemos que evitar que los jóvenes adopten este vicio y es más fácil si no lo ven en casa. Predicar con el ejemplo y, además advertirles de los riesgos que conlleva este terrible hábito, es muy necesario hoy en día.

Si ya eres fumador, mi recomendación es, ¡que lo dejes! Mucha gente dice que no puede, pero la realidad es que el mundo está lleno de ex fumadores, yo me incluyo. ¡Sí se puede!

Si crees que hacerlo solo, está imposible, busca apoyo, hay programas que te ayudan a lograrlo, desde chicles y parches de nicotina que te puede prescribir tu médico para disminuir la ansiedad de dejar el cigarro, hasta tratamientos más sofisticados. ¡Luchemos por un mundo libre de tabaco!

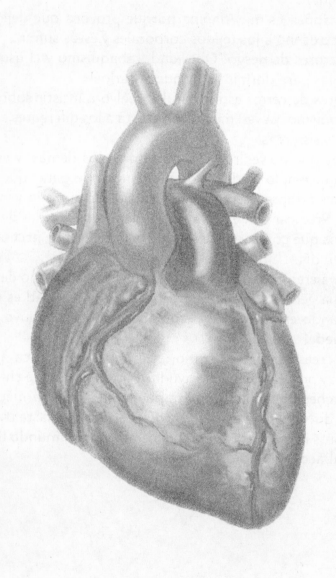

Capítulo 4

PREVENCIÓN
EN EL SISTEMA CARDIOVASCULAR

El sistema cardiovascular está formado por el corazón y los vasos sanguíneos que son las venas y las arterias.

Te voy a explicar cómo funciona: El corazón es una bomba que manda sangre oxigenada a todo el cuerpo, a través de las arterias, para ser utilizada por las células y, la sangre sin oxígeno, es recogida y transportada por las venas que la van a regresar al corazón para que la envíe al pulmón a oxigenarse. Imagínate al corazón como una fábrica que manda vehículos cargados de oxígeno por un camino y los regresa por otro para ir llenándolos de provisiones.

Corazón ➜ arterias (sangre oxigenada) ➜células
➜venas (sangre sin oxígeno) ➜corazón.

Nuestro corazón no deja de latir desde el día en que nacemos hasta el día en que morimos, y lo hace con un ritmo continuo. A este latir lo conocemos como el pulso o la frecuencia cardiaca que va, de 60 a 90 latidos por minuto, en un individuo adulto promedio, y a 120, en un bebé. Alrededor de los 9 años de edad los seres humanos van llegando a las frecuencias cardiacas de los adultos.

¿Cómo debe tomarse el pulso? Utiliza tus dedos índice y medio y deslízalos del centro de tu cuello hacia un lado sin apretar muy fuerte. Ahí podrás sentir los latidos. Nunca uses el dedo pulgar porque te puede confundir. Cuenta las pulsaciones durante un minuto y ésa es tu frecuencia cardiaca. Otro sitio para medirla es debajo de la palma de la mano, del lado del pulgar. Inténtalo unas cuantas veces y verás que es fácil sentirlo, saber hacerlo puede ser muy, muy importante, ya que traduce literalmente cómo está latiendo el corazón y es, además, uno de los signos vitales.

Enfermedad coronaria

Siendo el corazón una bomba que no deja de trabajar durante toda la vida, es también el órgano que, por ende, más energía necesita; y ésta, viene en forma de oxígeno.

Es el mismo corazón, el que les envía sangre a las arterias coronarias, que son unas vías muy delgaditas que a su vez se encargan de que a las células del corazón no les deje de llegar oxígeno. Imagínalo como si fuera un sistema de auto-riego del corazón. Como si, en una parcela de tierra cultivada, las arterias coronarias fueran el sistema de riego continuo que la mantiene húmeda. ¿Qué sucede si algo bloquea al sistema de riego? Bueno, pues deja de llegar agua a tu tierra provocando que se muera aquello que estés cultivando.

Lo mismo pasa con las arterias coronarias, si se tapan deja de llegar sangre al corazón y se muere un pedazo. A esto se le llama **infarto agudo al miocardio** y es la causa número uno de muerte a nivel mundial. También se le conoce, de manera coloquial, como **ataque al corazón.**

Los infartos son causados porque las arterias coronarias se tapan; y no es necesario que se tapen al cien por ciento, a veces no se llega a morir el pedazo o segmento de corazón sino que sólo sufre por falta de oxígeno y a esto, se le llama isquemia.

Isquemia quiere decir que le falta riego sanguíneo y aporte de oxígeno al corazón y, lo relevante de que sepas esto, es que, más del 30% de los pacientes que tienen un episodio agudo de este tipo es muy probable que mueran ese mismo año.

Para que se tapen las arterias coronarias debe de haber al menos un factor de riesgo, entre los cuales están:

Historia familiar de enfermedad coronaria
Ser de sexo masculino
Lípidos altos (grasas: colesterol y triglicéridos)
Tabaquismo
Obesidad
Diabetes Mellitus
Inactividad
Hipertensión arterial
Uso de cocaína

Como ves, varios de ellos son prevenibles, pero hablaremos de prevención más adelante ya que ésta, para problemas cardiacos, es bastante general.

Arritmias

Las arritmias se dan cuando el corazón se sale de ritmo. Como les mencioné anteriormente, el corazón siempre late con un ritmo regular:

PUM/PUM...
PUM/PUM...
PUM/PUM...

Éste se determina tomándote el pulso, con un electrocardiograma o cuando el médico te escucha con un estetoscopio. Hay muchos tipos de arritmias y a veces no son detectadas.
Si tú te acostumbras a tomar tu pulso y algún día detectas que estás fuera de ritmo, es momento de ir al cardiólogo a ver qué está sucediendo.

Por ejemplo

PUM/PUM...
PUM/PUM...
PUM/PUM/PUM...
PUM/PUM
o
PUM/PUM...
PUM/PUM...
PUM...
PUM/PUM...

Hay arritmias sencillas y otras complicadas, pero yo no te complicaré con estos datos. Cuando el corazón late lento se llama bradicardia. Esto es por debajo de 60 latidos por minuto. En muchos de los casos se puede decir que hay un problema en tu corazón o que existe alguna enfermedad o medicamento que lo causa, excepto en los atletas; los atletas tienen el corazón tan bien entrenado que éste se acostumbra a bombear sangre más lentamente y no tiene ningún problema.

Por otro lado, cuando el corazón va muy rápido, se llama taquicardia y normalmente entramos en taquicardia cuando hacemos ejercicio, nos llevamos una emoción fuerte, cuando tomamos ciertos estimulantes como la cafeína, con el uso de algunas drogas, etcétera. La taquicardia se presenta con la finalidad de bombear sangre más rápido a todos los tejidos que están pidiendo mayor cantidad de oxígeno, precisamente como cuando estamos haciendo ejercicio.

Así que es bueno saber que, al igual que el resto de los músculos del cuerpo, el corazón te pedirá más oxígeno cuando estés entrenando, pero, si tú te das cuenta que estás continuamente con taquicardia, es necesario que vayas al doctor a que te diga cuál es la causa.

Vuelvo a insistir, la taquicardia durante el ejercicio en general se presenta de manera normal, pero hay que conocernos y estar alertas de cualquier cambio que percibamos como anormal.

Síncope o desmayo

Esto es, cuando de manera transitoria, pierdes el conocimiento y, casi siempre, se acompaña de una caída. Le sucede al 30% de la población y solamente, en el 50% de los casos, se identifica la causa. Puede ir desde un estado de ansiedad y nerviosismo hasta una arritmia. Puede suceder cuando pujas mucho o cuando te levantas rápidamente. Pero lo importante es que debes estudiarte si esto te sucede.

Hipertensión arterial

La presión arterial normal es de 120/80 mmhg (milímetros de mercurio), y cuando ésta se eleva tenemos hipertensión. Es una enfermedad sumamente común, sobre todo en etapas más avanzadas de la vida. Muchas veces el paciente no sabe que tiene la presión elevada y esta presión va dañando sus vasos sanguíneos y haciéndolos más rígidos. La gran mayoría de las veces no se sabe la causa de la presión elevada y en algunos casos se asocia a otras enfermedades padecidas.

Es por esto que debes de checar tu presión por lo menos un par de veces al año, es muy fácil hacerlo. Detectar a tiempo la presión elevada te puede ayudar a disminuir riesgo de enfermedad coronaria, de accidentes vasculares en el sistema nervioso (ver capítulo 9) y de daño a tus riñones (capítulo 8).

El consumo de sal es dañino para aquellos pacientes que tienen la presión alta. Es por esto que es vital el aprender, desde chicos, a comer con la sal que trae ya la comida y no agregar más en el plato. Las generaciones de gente mayor estaban muy acostumbradas a ponerle sal a todo y es más difícil quitárselas, pero, si desde chico aprendes a no salar toda la comida, este problema lo estarás evitando.

Enfermedades de las arterias

Como les mencioné antes, las arterias se encargan de llevar sangre oxigenada a los tejidos. Existen diferentes tamaños de arterias y, mientras más pequeñas, es más fácil que se tapen, como las arterias coronarias. Lo mismo que sucede en las arterias del corazón puede suceder en cualquier órgano en donde las arterias se tapen, todo aquello que esa arteria debería de irrigar con sangre oxigenada va a sufrir y tiene la posibilidad de morirse. ¿Cómo cuidar o prevenir enfermedades de las arterias? De la misma manera que cuidamos las coronarias y se los diré unos párrafos más adelante.

Enfermedades de las venas

La enfermedad de las venas más común, y que todos conocemos, es la de las várices, éstas generalmente se desarrollan en las piernas y además de los factores antes mencionados también se asocian al embarazo o a pasar mucho tiempo de pie. En las várices, la sangre se mueve más lento, y esto es peligroso por la posibilidad de producir trombos. Los trombos, esos coágulos que se forman dentro de los vasos sanguíneos, pueden ocluir o tapar el flujo de sangre. Además se pueden ulcerar y cuesta mucho trabajo que cicatricen.

Prevención en enfermedades del corazón y los vasos sanguíneos

Como te mencioné anteriormente, hay factores que te ponen en riesgo para tener este tipo de enfermedades, algunos de ellos son **NO modificables** como el ser hombre o tener una historia familiar de este tipo de enfermedad, pero muchos otros sí están en tus manos.

1.- ¡Deja ya de fumar!
Si no has fumado nunca perfecto, no te acerques al cigarro. Y si lo haces lee esto detenidamente. A lo largo del libro verás que el tabaquismo es nefasto por todos lados. Los químicos que tiene el tabaco dañan directamente tus vasos sanguíneos y hacen que las arterias se vayan obstruyendo, a esto se le llama Aterosclerosis. Ésta es la causa principal de infartos. El cigarro también hace que tu corazón tenga que trabajar más fuerte para poder cumplir con la entrega de oxígeno. Ojo, si eres mujer y además de fumar usas anticonceptivos orales, coméntalo con tu doctor por que esta combinación eleva el riesgo de un infarto o ataque cardiaco.

Cuando dejas de fumar el riesgo cardiovascular disminuye de manera importante.

2.- ¡Haz ejercicio!
Recuerdas lo que te comenté sobre que los atletas entrenan a su corazón como a cualquier músculo del cuerpo, pues no lo olvides porque eso es algo genial. De verdad, el ejercicio regular, de preferencia diario, disminuye tu riesgo cardiovascular. Te ayuda a controlar tu peso y entrena a tu corazón además de que disminuye las posibilidades de que tengas lípidos (grasas) elevados, diabetes y la presión alta. Por lo menos debes de hacer ejercicio de 30 a 60

minutos al día. De preferencia de forma continua, pero, si no encuentras el tiempo, fracciónalo. No hay excusa para no hacer ejercicio.

3.- ¡Come sano!

No me gusta utilizar la palabra dieta porque la mayoría de la gente lo asocia a algo difícil y pesado. Yo digo aprende a comer sano. Ingiere verduras, frutas, granos enteros y carne blanca y limita la ingesta de grasas, sobre todo la que viene en la carne roja (mientras más marmoleada la carne, más grasa tiene), frituras, lácteos, harinas, golosinas y margarinas. Si algún producto de los que compras dice hidrogenado quiere decir que contiene grasas TRANS, que también son grasas que queremos evitar.

Aumentar tu ingesta de frutas y verduras, no sólo te protege contra enfermedades del corazón sino contra cáncer y diabetes. Esto no quiere decir que nunca más te puedes comer un pastel o un helado, pero si 6 de 7 días a la semana aprendes a comer sano, que puede ser delicioso, un día a la semana date gusto con lo que quieras.

4.- ¿Estás en tu peso ideal?

La obesidad, sobre todo cuando es en la parte central de tu cuerpo, se asocia a enfermedades cardiovasculares. Aprende a calcular tu **Índice de masa corporal** con esta fórmula:

IMC = Peso en kilogramos / estatura al cuadrado en metros

Si estás por arriba de 25 estás fuera del rango saludable. Mide tu cintura para saber si tienes problemas. Los tendrás si eres hombre y tu cintura es mayor a 101.6 cm y para las mujeres si ésta es mayor a 88.9 cm.

5.- ¡A dormir!

El sueño es muy importante, mientras menos duermas, más posibilidad tendrás de ser obeso, de tener presión elevada, de estar deprimido y de tener diabetes o infartos. Un adulto debe de dormir de 7 a 9 horas diarias. ¿Cómo saber si estás durmiendo bien? Cuando te despiertas sin despertador y te sientes fresco como lechuga. Si a ti no te pasa eso, quiere decir que necesitas dormir más y mejor. Trata de acostarte a la misma hora todos los días y sin distracciones en tu habitación.

6.- ¡Chécate!

Como ya te lo dije, la presión alta es muchas veces silenciosa y lo mismo pasa con el colesterol elevado. Si no te checas, cómo puedes saber si están en sus niveles sanos o elevados. Mide la presión una o dos veces al año y tu colesterol también, a partir de los 20 años si tienes factores de riesgo y, si no los tienes, a partir de los 35/40 años.

¡Cuidado con la diabetes!, ya le dedicaremos un espacio más amplio en el capítulo 10 a esta enfermedad, pero es un factor de riesgo grande para este tipo de enfermedades.

Al principio del capítulo mencioné a la cocaína. Sobra decir que jamás te recomendaría que uses esta droga ni ninguna otra. Además de los peligros propios de la adicción a esta terrible sustancia, la cocaína acelera tu corazón exigiendo más oxígeno pero, a la vez, le cierra los vasos sanguíneos y no deja que llegue la sangre que necesita. ¡Combinación letal!

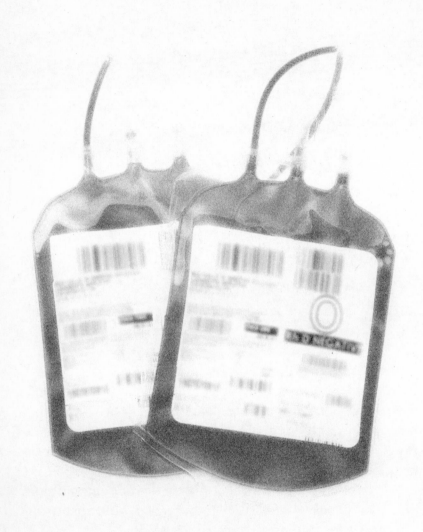

Capítulo 5
PREVENCIÓN DE ANEMIAS

¿Cuántas veces has escuchado que alguien tiene anemia? Pero ¿verdaderamente sabes lo que es? Para entenderlo, te voy a explicar cómo viaja el oxígeno por el organismo.

Recordando lo que vimos en el capítulo 3 sobre el Sistema Respiratorio, sabes que al oxígeno lo captan los pulmones del aire y lo meten a la sangre en la parte más lejana del pulmón; pero el oxígeno no puede viajar solo por la sangre, necesita un vehículo. Este vehículo es proveído por los glóbulos rojos cuyo nombre científico es eritrocitos. Éstos, contienen una proteína que se llama hemoglobina que es la que asegura al oxígeno para poderlo transportar y llevarlo a las células de nuestros cuerpos.

Imagina que tú eres una molécula de oxígeno y te tienes que transportar por toda una carretera hasta una célula lejana. La carretera sería toda la red de vasos sanguíneos, el autobús al que te subes para ir en esa dirección sería el eritrocito y el asiento del autobús que te toca, la hemoglobina. Así de fácil. Y cuando llegas a tu destino, te bajas. El oxígeno también, al llegar a las células abandona el eritrocito.

La anemia ocurre cuando no hay suficientes transportes para llevar el oxígeno. Volviendo a la analogía del autobús, esto podría ser porque no hay suficientes autobuses disponibles (eritrocitos); porque los autobuses que hay no son buenos, están defectuosos o descompuestos y no pueden transportar el oxígeno. Podría ser también que los autobuses estén perdidos y no puedan llegar cuando se necesitan a la parada en donde te debes de subir; o que éstos hayan tenido un accidente... Incluso puede darse el caso que habiendo autobuses suficientes, los asientos estén tomados por intrusos que no dejan lugar para el pasajero natural que es el oxígeno.

Pues lo mismo pasa en nuestro organismo: Algunas enfermedades deforman los glóbulos rojos y no les permiten cargar oxígeno. Otras veces hay sangrados excesivos y por lo tanto no hay suficientes glóbulos rojos. En otras ocasiones, se presentan enfermedades por las cuales los glóbulos rojos se destruyen. En fin, todo esto lleva a la anemia. Y ¿qué sucede? Pues que el oxígeno no llega a donde debe de llegar y las células sufren por la falta del mismo.

La anemia puede ser de moderada (leve) a severa y en este último caso, puede poner en riesgo la vida de los seres humanos que la padecen. Para asegurarnos de que nuestros glóbulos rojos estén sanos y se produzcan continuamente, necesitamos del hierro y de otras sustancias como las vitaminas del complejo B y el ácido fólico. Todo esto, normalmente lo obtenemos con una dieta balanceada, por lo que la prevención de las anemias consiste en comer adecuadamente incluyendo estas vitaminas y minerales en los alimentos que consumimos.

Algunos alimentos que contienen hierro son:

Carnes rojas
La yema del huevo
Vegetales verdes
Frutos secos
Frijoles
Vísceras
Algunos cereales

Algunos alimentos que contienen vitaminas del complejo B:

Pescados
Crustáceos
Mariscos
Algunos cereales
Carnes rojas
Soya
Quesos
Huevo

Como pueden ver, no es difícil consumir estos alimentos básicos diariamente para mantener a tus glóbulos rojos sanos, pero aquí hay un punto importante, si tú eres vegetariano, te aconsejo que te asegures de cubrir tus requerimientos de Vitamina B indispensables. Como los vegetarianos estrictos no comen ningún producto animal, es más complicado que obtengan las cantidades necesarias requeridas, pero, como podrán ver en la lista, la soya tiene vitaminas del complejo B y, si es necesario, tendrás que consumirla también a través de pastillas o suplementos. ¡Mucho cuidado! Normalmente te haces vegetariano para estar más sano, pero éste es uno de los problemas de salud más comunes de los vegetarianos.

Otro punto importante que debes saber sobre la anemia, es que todas aquellas mujeres que tienen menstruaciones abundantes, pueden perder cantidades importantes de sangre y bajar la cantidad de glóbulos rojos, lo que se refleja en una de las causas más comunes de esta enfermedad. Conócete y coméntalo con tu ginecólogo. Y asegúrate de comer alimentos ricos en hierro durante tu periodo.

Durante el embarazo, muchas mujeres caen también en anemia por lo que, si tú estás embarazada, tu alimentación aquí es clave y puede ser que tu médico te pida que añadas vitaminas a tu dieta diaria. Es vital estar atendida durante todo el embarazo por especialistas que te cuidarán a ti y a tu bebé, para que ambos se mantengan sanos durante la etapa de gestación.

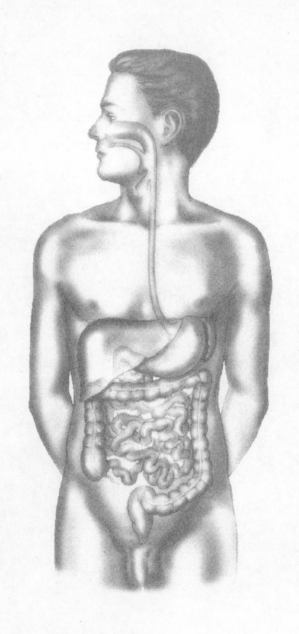

Capítulo 6
PREVENCIÓN
EN EL SISTEMA GASTROINTESTINAL

El aparato o tubo digestivo es uno de los sistemas que más problemas provoca en el ser humano pero, por ventaja, también es en el que más podemos prevenir para gozar de su salud.

¿Por qué es tan susceptible?

En primer lugar porque es la vía de acceso al organismo de todo lo que comemos. El sabio dicho de **"Eres lo que comes"** tiene mucho de razón. Su función es digerir los alimentos para procesarlos y hacer que los nutrientes lleguen a las células.

En segundo lugar, porque es un sistema que es víctima del estrés en muchas ocasiones. Le llamamos órganos blanco a muchos de los órganos que lo componen, sí como el tiro al blanco, porque son el sitio perfecto para que les lleguen las flechas emocionales.

Las frases coloquiales como "siento mariposas en el estomago" o "me hice del susto" tienen una base fisiológica. Dime si no te ha pasado que de un coraje te duele el estómago o sientes un agujero. O se te infla el vientre como un tambor, o después de un susto súbito y repentino sientes que no vas a llegar al baño.

Analicemos cómo funciona este interesante sistema.

Te voy a platicar, paso por paso, qué es lo que le sucede a un bocado de comida desde que deja la cuchara o el tenedor y entra a nuestro organismo.

Boca: La saliva y la masticación van triturando el alimento, reduciéndolo para formar una pasta que se llama bolo alimenticio.

Esófago: Es un túnel que cruza el tórax y que va de la boca al estómago. Transporta este bolo hasta el estómago para que se lleve a cabo la digestión.

Estómago: Es como una licuadora que revuelve el bolo alimenticio y, además, produce ácido para seguir haciéndolo más pequeño y prepararlo para que se digiera.

Intestino delgado: Es un canal tubular larguísimo y, su interior, parece que está cubierto como de una fina alfombra de pelitos que le permite absorber los nutrientes. El bolo alimenticio, al transitar por las diferentes zonas del intestino va proporcionándole esos nutrientes.

Hígado y páncreas: Producen sustancias químicas que son enviadas hacia el intestino delgado para que, al juntarse con el bolo alimenticio, lo hagan digerible.

Vesícula biliar: Es un saco que guarda la bilis que fabrica el hígado y, cuando hay una comida grasosa, ésta se exprime hacia el intestino para permitir que se absorban las grasas.

Colon: También se le llama intestino grueso y su función es absorber agua e ir armando el bolo fecal. El bolo fecal (o materia fecal) está compuesto de todo aquello que no digerimos, en especial de fibra no digerible, la cual, es clave para el funcionamiento del intestino. El colon absorbe el agua y va secando la materia fecal para que, cuando llegue al final del intestino (recto), se almacene y esté lista para echarse para afuera. ¡Preferentemente en un W.C.!

Un punto muy importante a resaltar aquí, es que, el tubo digestivo está lleno, lleno, lleno (del intestino hacia delante), de todo un ejército de bacterias "buenas" que mantienen su funcionamiento y participan en la digestión. A estas bacterias se les denomina **flora intestinal**.

Suena fácil su función ¿verdad? Pero ahora veamos una buena cantidad de enfermedades que lo afectan y veamos cómo prevenirlas.

Reflujo gastroesofágico

Agruras, pirosis, asedias o simplemente reflujo. Esto es cuando el contenido del estómago se sube al esófago. Para evitar esto, tenemos un esfínter (músculo) que funciona como compuerta impidiendo que el ácido suba. Las paredes del estómago están preparadas para resistir al ácido, pero las del esófago no, y es por eso que resienten su presencia. El reflujo puede ir de un malestar ocasional a un problema serio, puede quemar al esófago o irritarlo de tal manera que haga que la pared cambie de arquitectura para protegerse, aumentando con esto, el riesgo de cáncer.

Quiero aclararles aquí lo que es una hernia hiatal ya que es un concepto en donde hay muchas ideas erróneas.

Una hernia hiatal se presenta cuando un segmento de estómago se sube arriba del diafragma hacia el tórax. El diafragma es el músculo que divide al tórax del abdomen. Si un pedazo de estómago está en el tórax, es más fácil que se presente reflujo. Pero no quiere decir que todas las hernias causarán reflujo ni que todos los reflujos tienen hernia. Por lo que en muchas, diría yo en la mayoría de las instancias, **no** es necesario operarse.

Cuando comemos muy rápido o con bebidas carbonatadas, es más fácil que el estómago se llene de aire, lo que propicia a que haya reflujo.

La ingesta de alimentos muy grasosos e irritantes también favorece el reflujo.

El acostarse también favorece el reflujo y te voy a explicar el por qué. Vierte agua en una botella hasta la mitad y mantenla derechita. El agua no se sube al cuello de la botella ¿o sí? ¿Qué pasa si la acuestas? Sube el nivel y lo mismo sucede con el reflujo. Por lo que te recomiendo que, si tienes síntomas de reflujo, no te acuestes después de comer, y, si te vas a acostar de todas maneras, procura haber comido algo ligero y fácil de digerir.

Otra medida preventiva es elevar la cabecera de la cama, y no con almohadas ya que esto sólo eleva la cabeza pero no da inclinación a tu cuerpo, sino levantar la cabecera completamente con un ladrillo de cada lado o un libro grueso. No te preocupes, no te vas a resbalar de la cama, es una inclinación mínima que evitará que el líquido vaya en contra de la gravedad.

El tabaco y el café también favorecen el reflujo, por ende, evítalos.

No te agaches después de comer, si tienes que levantar algo, es mejor doblar las rodillas y mantener la posición elevada en el resto de tu cuerpo. Esto, además, protegerá tu espalda.

Si eres ya un paciente con reflujo y te han estudiado, sigue bien tu tratamiento para evitar complicaciones. Una de las cuales puede ser el esófago de Barrett que es cuando la piel del esófago se modifica para tolerar el ácido, es decir, la piel se hace parecida a la del estómago. Pero esto no es normal y predispone al cáncer. Si ya tienes esófago de Barrett, no dejes de hacer tus chequeos periódicos para que el médico se asegure de que estás fuera de peligro.

Indigestión o dispepsia

Esta palabra viene del latín y significa *dis*-dificultad, *pepsia*-digestión. Es un cuadro agudo, es decir, que ocurre prontamente y, en general, condicionado por molestias vagas en la parte alta del abdomen, sensación de llenura y malestar, y casi siempre se asocia a alguno de los siguientes factores:

Comer en exceso. Comer alimentos muy grasosos (las grasas son las que más se tardan en eliminarse del estómago), comer en situaciones de estrés, con alcohol y/o con café.

¿Cómo prevenirla? Demos el tiempo necesario a la comida, parece que siempre nos están persiguiendo. Comemos corriendo, en el escritorio, parados, caminando, y, muchas veces, comida de mala calidad. Cuando llegue el momento de comer, haz una pausa de tus actividades y enfócate en comer bien y con calma.

Respeta a tu organismo, mastica cada bocado unas 20 veces, disfruta tus alimentos y vigila lo que comes.

Cuando estos síntomas son repetitivos debes acudir al médico para ver que no sea algo más serio.

Gastritis y úlcera

A estas enfermedades se les conoce como enfermedades ácido pépticas y pueden también involucrar a la primera parte del intestino. Se llaman así por que tienen que ver con el ácido del estómago.

El ácido que está dentro de nuestro estómago es muy potente debido a la función que tiene de disolver el bolo alimenticio. Es tan poderoso, que puede quemar, pero por lo mismo, las paredes de nuestro estómago están hechas de tal manera que aguantan la agresividad del ácido y hay muchos factores protectores involucrados.

Pero ¿qué sucede cuando estos factores que protegen al estómago de su propio ácido se alteran o debilitan? Aparece la gastritis que es la inflamación de la pared del estómago y, cuando ésta es muy severa, puede producirse una úlcera.

La úlcera es un agujero en el estómago, y no tiene necesariamente que estar perforado, puede ser tan solo como un hoyo en la calle, pero éste, puede estar sobre un vaso sanguíneo y causar sangrado. Imagina el pavimento de tu calle, ¿qué sucede si un taladro la rompe y hace un hoyo? ¡Una úlcera! Y si, ¿además el taladro le pega a una tubería y el agua sale como volcán? ¡Una ulcera sangrando!

Esto es muy peligroso porque no es igual a cuando te cortas en una mano en donde puedes aplicar presión o correr al hospital a suturar, aquí la herida es en un sitio en donde no tienes cómo taparla. Esta úlcera puede, en ocasiones, hacer un agujero completo en el estómago o intestino y permitir que todo su contenido se riegue por donde no debería.

Este tipo de enfermedades tiene varias causas: Se asocian a estrés, a la ingesta de medicamentos agresivos como son los antiinflamatorios, a agresiones como alcohol y tabaco, y a la presencia de una bacteria que se llama Helicobacter pylori que, a diferencia de la mayoría de las bacterias que atacan nuestro organismo, a ésta le gusta vivir en medio del ácido y está equipada para hacerlo.

El estómago es un sitio inhóspito para vivir, imagínate ese ácido ardiente quemándolo todo. Pero este bicho, el Helicobacter, vive feliz como un dragón en el fuego.

El ácido del estómago además de ayudar a digerir los alimentos también es preventivo para infecciones. Imagina que algo que comiste tiene bacterias, pues la mayoría de éstas, cuando caen al estómago, se mueren (en los casos en que se salvan es cuando tenemos infección). Digamos que el estómago es como el río con cocodrilos que protege al castillo.

¿Cómo prevenir? Evitando todo aquello que pueda lastimar a tu estómago como son los irritantes: el chile, el alcohol, el café y el tabaco entre otros. Te preguntarás ahora, ¿por qué hay algunas personas que sí toleran esto y otros que no? Bueno pues ¡no te tengo una respuesta científica!, pero si tú eres de aquellos que sí sufren, ¡evítalos!

El Helicobacter pylori se adquiere al comer alimentos que no vienen de procedencia muy higiénica, siempre asegúrate que tus alimentos estén bien cocinados, las frutas y verduras bien lavadas y tú cerciórate de lavarte muy bien las manos después de ir al baño y antes de comer.

En caso de que tengas alguna enfermedad por la cual requieras tomar medicamentos antiinflamatorios del tipo de la aspirina, derivados de la cortisona o anticoagulantes, habla con tu médico para que te prescriba un medicamento que te proteja contra sus efectos colaterales. Es muy importante que lo haga, a más edad mayor riesgo de presentar úlceras.

Si tienes gastritis, vuelve a aplicar las medidas preventivas, los irritantes empeoran los cuadros, y busca estar tranquilo, el estrés no te trae nada, nada, nada bueno.

Algo que quiero recalcar, en relación a la gastritis, es la automedicación. Muchos pacientes me dicen que toman tal o cual medicamento de vez en cuando, sólo cuando tienen síntomas. ¡Así no se toman los medicamentos!, hay que seguir tratamientos. Y éstos te los debe de recomendar tu médico. Si las molestias persisten el doctor te estudiará para ver qué tipo de gastritis tienes, qué medicamento necesitas y, sobre todo, si estás o no infectado con Helicobacter.

Hipo

Qué molesta es esta sensación ¿verdad? Y a veces parece que durará una eternidad. Al hipo se le conoce médicamente como singulto y, generalmente, está causado por tomar bebidas carbonatadas como los refrescos, tragar aire (sucede cuando comes muy rápido o hablas mientras comes), comer excesivamente, tomar alimentos muy fríos o muy calientes, la ingesta de alcohol e inclusive la risa.

Para prevenirlo volvamos a dos puntos anteriores: La moderación y el respetar el tiempo dedicado a tus horas de comida como lo merece tu organismo.

Existen otras causas y enfermedades que producen el hipo, pero éstas son las prevenibles. Si lo padeces en exceso deberás consultar al especialista.

Constipación o estreñimiento

Éste afecta más a mujeres que a hombres y se presenta en casi el 15 % de la población adulta. El hábito intestinal normal es defecar de una a tres veces por día, es decir, evacuar, hacer popo, o como le quieras decir, de una a tres veces diariamente y, que la materia fecal sea de buena consistencia.

¿Cuál es una buena consistencia? Pues califiquémoslo; si 0 es totalmente líquido y 10 es un piedra; estamos buscando tener más o menos un 7 u 8 de calificación.

Todos sabemos cómo son nuestras evacuaciones normales y cada uno tenemos un hábito intestinal propio. Pero cuando éste se hace lento y cuesta trabajo evacuar, es cuando presentamos estreñimiento.

Un hábito intestinal normal está determinado por la cantidad de líquido y fibra que ingerimos.

Líquido: Ya te comenté anteriormente que en el colon se absorbe el agua y se va preparando la materia fecal, pero si tú tomas poca agua, va a llegar poco líquido al colon haciendo que la materia fecal se haga dura y difícil de evacuar. Si eres un adulto debes de tomar de 1,5 a 2 litros de líquido al día. Esto es variable, sobre todo si haces ejercicio, en cuyo caso, tendrás que tomar más para mantenerte hidratado.

Fibra: La fibra **no** se digiere, como entra por la boca sale. Las frutas, verduras y leguminosas, así como algunos cereales tienen fibra. Nuestro tubo digestivo les quitará los nutrientes y dejará la fibra en su interior que se irá hacia el intestino para dar cuerpo a la materia fecal, es decir le da volumen y hace fácil su eliminación. La fibra te protege también contra enfermedades como el colesterol elevado y el cáncer de colon. ¿Has visto la materia fecal de una vaca? Bueno, es así porque está llena de fibra, todo el día están pastando. No te pido que dejes de comer lo habitual y que te lances a un pastizal, pero sí que comas suficiente fibra. Ésta te hará sentir más lleno y disminuirá tu hambre, ¡ideal para aquellos que quieren bajar de peso!

La combinación de líquidos y fibra es una medida preventiva genial para el estreñimiento.

Los malos hábitos intestinales también lo causan, como esto de que muchos no quieren ir al baño más que en su casa. Es muy respetable, pero es más importante que **sí** vayan cuando sientan la necesidad. Lo ideal es desarrollar en nuestros hijos, desde pequeños, un hábito intestinal sano y enseñarlos a evacuar en casa antes de salir. Educa a tu intestino a ir al baño a la misma hora todo los días como reloj. Recuerda que somos criaturas de hábitos y, si enseñamos a nuestro cuerpo a seguirlos, estaremos previniendo este molesto problema.

Los viajes son causa de estreñimiento porque cambiamos horarios y dieta, por lo que te recomiendo que, si vas a viajar, tomes más líquido y más fibra para ayudarte.

Algunos medicamentos como los analgésicos o los que actúan en el sistema nervioso, pueden causar estreñimiento. Si al tomar algún medicamento notas que te estriñe, aumenta la ingesta de líquidos y fibra, y si persisten las molestias, háblalo con tu médico.

Existen además otras causas de estreñimiento que pueden ser peligrosas y aquí me refiero a varias enfermedades. Si tú notas un cambio en tu manera de evacuar, es importante que lo comentes con tu doctor y él decidirá si es necesario hacer estudios para ver qué es lo que sucede.

Otra causa común de estreñimiento es el abuso de laxantes y aquí, nuevamente son las mujeres las que más sufren de esto. En mi consulta, a veces me quedo sorprendido cuando alguna paciente me cuenta la cantidad de laxantes que toma. Pero lo que más me impresiona es que **nunca** se los receta un médico, casi siempre son autorecetados. Que se los recomendó una amiga, una tía, que se lo platicaron. ¡No lo hagas! A veces sale peor el remedio que el problema. Además existen gran cantidad de laxantes con diferentes fórmulas y sólo tu médico sabrá cuál es el que más te conviene dependiendo del tipo de problema que tengas y de tu historial personal.

Pero mejor no lleguemos a ese extremo; acostúmbrate, mientras más joven mejor, a ir al baño a la misma hora, a comer abundante fibra y a tomar suficiente líquido.

Síndrome de intestino irritable

Voy a incluir aquí el síndrome de intestino irritable o colitis nerviosa o colon espástico. Esto también es más frecuente en mujeres y se asocia a personalidades tipo A: Perfeccionistas, controladoras y extremadamente ansiosas y nerviosas. También afecta a hombres aunque en menor porcentaje.

Síntomas: Inflamación después de comer, estreñimiento o diarreas, gases, incomodidad en general. Cuando haces estudios a estos pacientes, todo sale normal, es decir, no hay una alteración morfológica. No está alterada la arquitectura de los órganos, pero un común denominador de este tipo de problemas, es que se asocian a estrés.

Lo que recomiendo antes que nada, es relajarse y darse cuenta que la angustia y el estrés son contribuyentes para que esto suceda. Una vez que lo haces consciente es más fácil manejarlo. Haz deporte, saca la angustia y el estrés ahí, haz yoga, caminatas, meditación. No hay una fórmula específica para todos sino que diferentes cosas pueden funcionar, haz lo que más te convenga. Inclusive la terapia psicológica puede ayudar. Es muy común que alguien que sufra de este problema admita estar nervioso, estresado o ansioso, pero casi siempre, sus familiares dicen lo contrario.

Gases

Aclaremos algo antes de iniciar este tema. Los gases **son** normales, sí, tal y como lo lees. Todos tenemos flatulencias o gases. Sí, inclusive las mujeres y las modelos famosas. Nadie está exento de ellos. Todos expelemos diariamente alrededor de litro y medio de gas a través de nuestro ano hacia el exterior. Y no pasa nada. Esto es alrededor de 20 gases diarios pero depende mucho de lo que comamos.

Si masticas chicles o tomas mucho refresco entrará más aire a tu organismo y, eventualmente, deberá de salir. Si comes vegetales o leguminosas que producen gas también los vas a sacar. Si tomas suplementos y malteadas proteínicas también producirás más gases. Así de fácil y de sencillo. No se pueden evitar al cien por ciento, y **no** quieres evitarlos. Son normales.

¿Cómo disminuirlos? Bueno, por ejemplo, si te caen mal los lácteos, **no** los comas. Si tienes una gran cita esta noche, evita los frijoles, las lentejas, la col, las habas, el brócoli, el café, la cerveza y las harinas refinadas.

Hay algunos medicamentos que disminuyen los gases pero, la verdad, es que no los vas a evitar totalmente.

Ahora, querrás saber por qué huelen peor unos que otros ¿no? Pues también depende de los alimentos que ingieres, así que mucho ojo con lo que comes y cuándo lo haces.

¡Cómprate un perro! Así te los podrás echar y culpar a tu mascota.

Diarreas

Todos las hemos padecido y más de una vez, sabemos lo incómodas y molestas que son, pero aquí, les voy a explicar cómo evitarlas.

Las diarreas pueden estar ocasionadas por diversos factores: Alimentación excesiva o muy grasosa. Algún alimento descompuesto. Alguna toxina en el alimento. Algunos medicamentos. Algunas enfermedades de otros órganos como la tiroides. Algunas situaciones emocionales o de mucho stress. Y las infecciones.

Ahora detengámonos en un punto muy importante sobre las diarreas infecciosas: A la mayoría las causan virus, parásitos y bacterias. ¡Y los antibióticos **sólo** sirven cuando son diarreas causadas por bacterias! Lo que quiere decir que casi nunca deberías usarlos. Y tristemente la gente se toma el antibiótico ante la menor diarrea. ¡No sirven de nada!, al contrario, pueden hacer peor las cosas. Los antibióticos por sí solos pueden causar diarrea y pueden lastimar la flora intestinal de la que hablábamos antes. La flora intestinal está formada por miles de bacterias las cuales son susceptibles al ataque por antibióticos y éstos, pueden matarlas. Y además, lastiman tu economía.

No uses antibióticos a menos que te los mande un médico después de valorarte.

Cuando daba clases en la Universidad y hablaba de diarreas, siempre les pedía a mis estudiantes que se aprendieran bien que, en la mayoría de las ocasiones, **no** se deben de usar antibióticos.

La gran mayoría de las diarreas se autolimitan por sí solas, pero hay que tomar precauciones para evitarlas.

Siempre lava tus manos después de ir al baño y antes de comer. El lavado de manos tiene que ser efectivo: Primero moja las manos. Llénalas de jabón y masajea toda la mano y cada uno de los dedos hasta formar abundante espuma. Enjuágalas bien. Ojo, no se vale sólo mojarlas o enjuagarlas.

Muchas de las diarreas son causadas por trasmisión fecal oral. Esto quiere decir, literalmente, que has comido ¡materia fecal! Por más feo que suene. Fíjate bien que las verduras y frutas estén bien lavadas y la comida bien cocida. Sé que a muchos nos gusta el sushi y ahí sí se comen alimentos crudos, bueno es sólo importante saber que es un factor de riesgo, por eso asegúrate que el establecimiento en donde lo consumas sea bueno e higiénico.

Otra medida preventiva contra complicaciones de algunas diarreas es **no** tomar agentes o medicinas antidiarreicas a menos que las mande un doctor, muchas veces el antidiarreico sólo la corta sin atacar la causa y esto puede ser malo para ti.

Como te acabo de decir, casi todas las diarreas se autolimitan por lo que, si tienes diarrea, lo que debes hacer es ponerte a dieta a base de líquidos de manera inmediata, esto ayudará. Si ves que los síntomas se controlan quédate tranquilo, casi siempre cesan. Si no mejoras en 24 horas, consulta al médico. Deberás de preocuparte cuando hay diarrea, si viene acompañada de fiebre o sangre en las evacuaciones. Si esto sucede, ve a ver al médico.

Una de las complicaciones más temidas de la diarrea es la deshidratación. Ésta ocurre más frecuentemente en niños pequeños y ancianos. No permitas que se deshidrate nadie de diarrea, si la diarrea es muy abundante y fuerte ve al médico de inmediato. Si ésta se acompaña de vómito y no te permite tomar y retener los líquidos, es factible que necesites rehidratarte por medio de soluciones intravenosas.

Si bien, éstas no son medidas preventivas de la diarrea, sí lo son de las complicaciones de la misma. ¡Mucho ojo!

Hemorroides

También conocidas como almorranas en el lenguaje coloquial, es un tema del que nadie quiere hablar pero que lo padece más gente de lo que te imaginas.

Las venas hemorroidales las tenemos todos, están localizadas al final del intestino sobre el recto y el ano. El problema es cuando éstas se inflaman. Y, ¿por qué se inflaman? Generalmente por estreñimiento, cuando la materia fecal es dura y difícil de expulsar, por lo que hay que pujar mucho lo cual inflama las hemorroides.

Volvamos a lo visto anteriormente, mucha fibra y líquido para evitar el estreñimiento, y por ende evitar la inflamación de las hemorroides.

Normalmente, aparecen en el embarazo, porque aumenta la presión dentro del abdomen lo que hace que las venas se congestionen. Aplica la regla anterior.

¿Qué es eso de meterse al baño con el periódico, revistas o libros y pasarse demasiado tiempo en el WC? No debes de tardar más de 5 minutos en evacuar. El WC tiene una función, si quieres leer, ¡ve a un sillón! Estar sentado en el WC aumenta la presión sobre la zona perianal también.

Un error muy común y **muy** peligroso que cometen mis pacientes, lo descubro en el consultorio todo el tiempo, cuando les pregunto si alguna vez han sangrado por el recto y me contestan: Sí, normal, las hemorroides.

Mi siguiente aseveración los deja sorprendidos: "No es normal sangrar por el recto". Y luego les pregunto: "¿Cómo saben que son hemorroides?" Ninguno tiene respuesta.

La gran mayoría de los sangrados por el recto, **sí** están causados por hemorroides o problemas en la región, pero existe un porcentaje que **no** y es aquí donde hay peligro. Cuando hay sangrado, te tiene que ver el médico, sí o sí, no lo adjudiques a hemorroides sin saber qué pasa. Otras causas de sangrado pueden ser divertículos, pólipos o ¡cáncer!

Divertículos

Estos ocurren cuando la pared del intestino se debilita formando pequeñas cuevas que se llaman divertículos. Son muy comunes después de los 35 años y van apareciendo más con la edad. Ocurren primordialmente en el colon. A los pacientes, les explico que son como los dedos de un guante vistos por adentro. Muchas veces no dan ningún síntoma y puede la gente vivir con ellos sin ningún problema, pero a veces se pueden tapar, y, al taparse, se infectan y pueden reventarse causando una infección seria con peritonitis.

¿Cómo prevenir tanto la aparición de divertículos como las complicaciones de los mismos? Evita la constipación con las recomendaciones que te di anteriormente.

Dolor abdominal

A todos nos ha dolido la "panza". Es algo muy común y tiene una gran cantidad de causas que van desde algo tan simple como haber comido en exceso, hasta cuadros más serios como la perforación del apéndice. Pero quise incluir este tema dentro de la prevención porque, si uno está atento a los dolores de abdomen, puede detectar a tiempo algo potencialmente mayor y peligroso. Muchas de las complicaciones que ocurren en pacientes es por no fijarse qué sucede en nuestro cuerpo.

Ojo mamás, que muchas veces son ustedes las que, sin querer, complican las situaciones.

Si el dolor abdominal que tienes va más allá de un simple cólico o retortijón, fíjate bien qué está pasando. Pregúntate a ti mismo o a tu hijo si el dolor es muy intenso, si se acompaña de sudoración, de palidez o fiebre, o si el dolor es tan fuerte, que tienes que estar doblado. Estos son datos de que algo serio puede estar sucediendo y hay que ir al médico.

No dar analgésicos. Los analgésicos o pastillas para el dolor pueden disminuirlo pero no detienen la causa. Por ejemplo, qué pasa si tu hijo dice que le duele la panza y tú le das un analgésico. El dolor puede disminuir pero en este ejemplo, tu hijo tiene apendicitis. Cuando hay apendicitis es más fácil tratarlo antes de que el apéndice se reviente. Pero si el analgésico le quita el dolor, el apéndice seguirá inflamándose hasta reventar y causar una peritonitis lo que aumenta, terriblemente, las complicaciones para tu hijo.

Lo mismo aplica para diverticulitis, colecistitis, obstrucciones intestinales, etc. Como tú no eres médico, **no** deberás tomar las decisiones ante un dolor intenso.

Un buen parámetro para alguien con dolor abdominal intenso es pedirle que salte, si al saltar duele mucho más, esto puede ser un dato de que algo serio está sucediendo.

Cáncer de colon

Éste es uno de los cánceres que tiene mayor potencial de prevención y es por eso que lo contemplamos en este capítulo. Cuando en tu familia hay historia de cáncer o de pólipos (pequeños crecimientos tipo verrugas dentro del colon), la posibilidad de presentar cáncer de colon es más alta para ti. De ser así, debes realizarte un chequeo médico para descartar que tengas pólipos. El cáncer de colon casi siempre proviene de pólipos. Éstos, en un principio, **no** son malignos. Y es mucho más fácil quitar uno no maligno que dejar que crezca, se haga maligno y ponga en peligro tu vida.

Todas las personas deben llevar a cabo estudios de tamisaje a partir de los 50 años, o antes, si es que hay síntomas, antecedentes familiares o historia de pólipos.

Las pruebas son variadas, se recomienda de inicio aquella que busca sangre oculta en la materia fecal, si ésta sale positiva, habrá que hacer más pruebas como las que te menciono a continuación:

Rectosigmoidoscopía: Es un estudio en donde se revisan los últimos segmentos del colon, que son los más comúnmente afectados por cáncer.

Colonoscopía: Se revisa, bajo sedación, todo el colon y, si se encuentran pólipos, se remueven en ese momento.

Habla con tu médico para ver cuál es el método que más te conviene de detección temprana. No tendría por qué desarrollarse un cáncer de colon si la gente se preocupara por detectarlo a tiempo.

Otros factores de riesgo para el cáncer de colon que **sí** son modificables y, por ende, prevenibles son:

Obesidad
Ingesta de alcohol
Sedentarismo
Ingesta alta de carnes rojas y grasas
Poca fibra
Tabaquismo
Falta de ejercicio

¡Y éstas sí sabes cómo prevenirlas!

Como ves, en gastroenterología hay muchas áreas en las que puedes evitar problemas, pero más aún, evitar complicaciones.

Hígado

Después de la piel, el hígado es el órgano más grande que tenemos y es muy importante para nuestro óptimo desempeño. Trabaja como un laboratorio donde se producen sustancias claves para el funcionamiento del organismo que ayudan a la digestión de grasas, influyen en la coagulación y lo hacen ser nuestro cuartel de defensa. Además de las funciones metabólicas, el hígado funciona como órgano de excreción, es decir, sirve también para eliminar y desechar sustancias. Es parecido a lo que hacen los riñones, pero éste lo hace a través de la bilis.

El hígado se localiza por abajo del diafragma (el músculo que separa el tórax del abdomen), del lado derecho del abdomen y es susceptible a varias enfermedades como las que en seguida menciono.

Hepatitis:

Esta palabra la relacionamos casi siempre con una infección, pero realmente lo que quiere decir es que el hígado está inflamado. Existen muchas causas de hepatitis, empezaremos por las más conocidas.

Infecciosas.- Hay varios virus de la hepatitis: A, B, C, D y E. Además de otros virus y bacterias que también pueden inflamar a nuestro hígado.

La hepatitis A es la más común de todas. Se trasmite por vía fecal u oral y es de la cual más has escuchado por ser la más frecuente. Afecta a personas de cualquier edad, pero es más común en edades tempranas. Dura de 4 a 5 semanas normalmente, en las cuales te sientes mal, débil y te pones amarillo.

¿Cómo prevenirla? Primero que nada, ya existe una vacuna. Cuando yo era chico y te enfrentabas a la hepatitis, te pasabas semanas encerrado. Esto de la vacuna es ideal, ¿no crees? En muchos países ya se incluye, incluso, en el cuadro básico de vacunación.

En segundo lugar, también es muy importante para prevenirla, el lavado de manos del cual ya hemos hablado, y aquí, ¡**sobre todo** si eres tú el que tiene hepatitis!

Te digo que en el pasado se aislaba, y prácticamente se encerraba, al sujeto con hepatitis mientras le duraba la enfermedad, pero ya no es necesario. ¿Se acuerdan cuando un niño con hepatitis se pasaba toda una cuarentena encerrado y sin contacto con los demás? Actualmente lo indicado es tan solo asegurarse que se lave muy bien las manos el afectado después de ir al baño y ¡claro!, limitar el contagio no saludando de beso ni mano, no compartiendo con los demás utensilios utilizados hasta que estén perfectamente bien lavados, etcétera.

Si has estado en contacto con alguien que tiene hepatitis, te puedes poner la vacuna de manera profiláctica, esto es, después de haber estado expuesto. Coméntalo con tu médico y evita contagiarte.

La hepatitis B es más común en hombres que tienen relaciones sexuales con hombres, en personas que utilizan drogas, en personas que están en diálisis y personas que trabajamos en el área de la salud.

También aquí existe una vacuna y hay que aplicarla, sobre todo, si perteneces a alguno de estos grupos de riesgo. La hepatitis B puede causar cirrosis del hígado y cáncer.

Un consejo muy importante que te doy es que, siempre que uses una jeringa, te asegures de **NO** volver a poner el capuchón a la aguja. Es muy fácil picarse cuando se hace esto, deshazte de las agujas de manera correcta.

Tampoco dejaré de insistir y de invitar a que se practique el sexo seguro, se debe de utilizar siempre el condón de la manera adecuada y, más adelante, en este libro, hablaré de cómo debe colocarse.

La hepatitis C se trasmite por trasfusión, por lo que es más común en personas que usan agujas como aquellas que llevan piercings y tatuajes; en pacientes que usan diálisis y personas con múltiples parejas sexuales. La prevención es la misma que para la hepatitis B, sólo que aquí no hay vacuna aún.

Si decides hacerte un piercing o un tatuaje, asegúrate que el lugar sea profesional y que las agujas que vayan a usar sean nuevas y estén estériles. Lo mismo deberás checar en los laboratorios clínicos si vas a hacerte estudios o análisis de toma de sangre. Deberán siempre abrir la aguja frente a ti. Es un derecho que tenemos los pacientes y que debemos exigir.

Hepatitis tóxicas: Éstas no tienen nada que ver con agentes infecciosos sino con sustancias que utilizamos, principalmente medicamentos y suplementos. Casi siempre se asocian a la dosis, es decir, depende de la cantidad que ingieras de ciertas sustancias.

Mucho ojo, analgésicos de uso común como el acetaminofen, en dosis altas , pueden dañar tu hígado. Mucha gente toma este medicamento cuando tiene resaca de alcohol sin saber que esto sólo daña más al hígado. Otras medicinas como las usadas en el tratamiento de la epilepsia y algunos antibióticos, también pueden llegar a dañar tu hígado, por lo que su consumo debe de ser bajo estricta vigilancia médica.

Se ha visto hepatitis tóxica en gente que utiliza muchos vitamínicos y suplementos alimenticios para mejorar su función y peso en el gimnasio. ¡Cuidado con eso! No es extraño encontrar pacientes con hepatitis que cuando les pregunto, resulta que están tomando muchos suplementos por que quieren ser excelentes en el gimnasio y, cuando les quitamos todo lo que están tomando, el hígado mejora.

En este párrafo considero muy importante tomarme un tiempo para explicarles algo que probablemente ya sepan pero que nunca me cansaré de decirlo: **¡El alcohol es dañino para las células del hígado!** Puede causar hepatitis y mantenerlo inflamado durante años hasta destruir su tejido y crear la cirrosis hepática, en donde se altera la estructura del hígado y éste, deja de funcionar.

Esto lleva al paciente a sufrir consecuencias terribles. El daño es también "dosis dependiente", lo que quiere decir que mientras más bebas más posibilidad tendrás de dañar a tu hígado. Mucho cuidado, la cirrosis es una enfermedad devastadora.

Esteatohepatitis no alcohólica: Otro nombre extraño, lo sé. Y aquí me refiero a un tipo de hepatitis en la que no se ven involucrados ni medicamentos, ni agentes infecciosos ni alcohol, sino grasas. El único hígado grasoso con el que estoy de acuerdo y apruebo, es el de ganso sobre una galleta salada, y sólo en ocasiones especiales.

El hígado graso en el humano debe evitarse porque puede llevar a cirrosis. Tristemente esta enfermedad afecta a más del 20% de la población y, en muchas ocasiones, el paciente no tiene ni idea de que lo padece.

Los factores de riesgo para tener este problema son: Obesidad, diabetes, elevación de triglicéridos, uso de cortisona e ingesta de bebidas gaseosas azucaradas, entre otras.

¿Cuál es la recomendación para prevenirlo y tratarlo? Pérdida de peso, evitar consumir las grasas animales y hacer ejercicio.

Y mucho cuidado, si tu hígado tiene grasa, no tomes alcohol ya que multiplicas el daño.

Piedras en la vesícula

La vesícula biliar es un saco que está localizado por abajo del hígado y, su función, es guardar la bilis que el hígado produce para liberarla en el intestino y hacer que las grasas sean digeribles. Pero a veces, la vesícula produce piedras o "litos" y estos, pueden dar muchos problemas ya que obstruyen el paso de la bilis.

Este tipo de problemas es más común en mujeres con sobrepeso y en personas diabéticas. ¿Qué hay que hacer para prevenir? Mantenerte en tu peso ideal y, si eres diabético, controlar bien tu enfermedad.

Si tienes un dolor intenso debajo de la costilla, si te pones amarillo, si este dolor causa vómito, ve de inmediato a ver al médico. Ésta es otra de esas enfermedades que, mientras más pronto se traten, será más fácil evitar o prevenir las complicaciones.

Páncreas

Yo les digo a mis alumnos que el páncreas casi no se enferma, pero que, cuando se enferma, puede ser como un león dormido y tener consecuencias terribles: La pancreatitis.

El páncreas está localizado en lo más profundo del abdomen, pegado a la columna. Su función digestiva es producir unas sustancias que se llaman enzimas y que actúan en el proceso de la digestión. Estas enzimas están inactivas adentro del páncreas y cuando hay una pancreatitis se activan y digieren ¡todo lo que encuentran a su paso! Incluyendo al propio páncreas.

Factores de riesgo: Piedras en la vesícula. Ingesta de alcohol y comidas muy abundantes y grasosas. Elevación de cierto tipo de grasas.

A veces, las piedras biliares pasan de la vesícula por los conductos de nuestro cuerpo hacia el intestino, y bloquean la salida o desembocadura del páncreas. Cuando esto sucede, debemos aplicar lo que señalamos en el tema anterior.

Los triglicéridos elevados pueden generar pancreatitis por lo que, si los tienes así, deberás tomar el medicamento que te hayan recomendado para su control y mantenerte en tu peso ideal.

El páncreas es otro de nuestros órganos que es susceptible a daño por alcohol, tanto de la ingesta crónica como de la ingesta abundante y aguda, es decir, tanto para aquel que toma seguido y copioso, como para aquel que se pone una tremenda borrachera en una sola ocasión. El páncreas, puede responder negativamente al alcohol y poner en riesgo la vida del paciente.

Algunos medicamentos también pueden causar pancreatitis, asegúrate de saber cuáles son los efectos colaterales de los medicamentos que tomas y háblalo con tu médico.

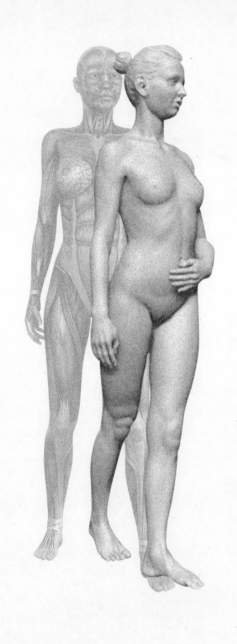

Capítulo 7
PREVENCIÓN EN SALUD FEMENINA

Pienso que la prevención en problemas femeninos específicos es vital ya que, de verdad, se pueden salvar muchas vidas al conocer información clave que precisa mucha acción preventiva por parte de las mujeres.

Cáncer de mama

Es muy triste conocer las cifras de esta terrible enfermedad, y sobre todo, ver cómo cobra vidas constantemente cuando, en muchos de los casos, se puede detectar a tiempo y curar. Cada vez que escucho el diagnóstico de cáncer de mama, mi cabeza no deja de pensar en si esa mujer que lo padece ahora, llevó o no, a cabo medicina preventiva.

El cáncer de mama no es específico de las mujeres, aunque no lo creas, también los hombres podemos padecerlo. La clave preventiva contra este tipo de cáncer es la detección temprana y, como en la mayoría de las enfermedades, mientras más pronto se detecte, más rápido se podrá tratar.

Existe mucha controversia sobre la autoexploración, pero creo que es muy importante que todas las mujeres, desde edades jóvenes, aprendan a llevarla a cabo. Tal y como les comenté en el capítulo de la piel, mientras mejor te conozcas, más fácil será detectar anormalidades.

Y es que nadie conoce tu cuerpo mejor que tú misma, y así como hablamos de prevención en problemas dermatológicos, si tú te conoces perfectamente sabrás cuando algo anda mal. Si no conoces bien tus glándulas mamarias, ¡ahora es momento de que lo hagas!

Estos son los lineamientos para una autoexploración de mama adecuada:

· Llévala a cabo 7 u 8 días después del día de término de tu regla.
· Párate desnuda frente al espejo y obsérvate detenidamente con las manos a los lados.
· Después, obsérvate con las manos en la cadera.
· Y finalmente hazlo con las manos sobre la cabeza.

¿Qué debes buscar?

1. Si bien las glándulas no tienen que ser perfectamente simétricas, tú deberás buscar la asimetría. Una vez que haya quedado claro que la **asimetría** que tienes puede ser normal, busca, a partir de ahí, que siempre estén iguales tus dos pechos. Si de plano ves que están muy asimétricas tus glándulas mamarias debes consultar y aclarar esta duda con tu médico. Una consulta ginecológica desde edad

temprana es clave, te invito a desarrollar una buena relación médico-paciente con tu ginecólogo.

2. Checa que el pezón no esté retraído, es decir, como si algo lo jalara por dentro.
3. Fíjate bien en la piel, tiene que ser tersa sin ningún tipo de lesión. Que no esté roja, que no parezca piel de naranja, que no se vea morada.

Ya que terminaste de observarte, pasa ahora a la revisión táctil. Esto es, con tus manos deberás tocarte para conocerte también. Utiliza la mano derecha para el seno izquierdo y viceversa. Con tu dedo índice y dedo anular ve aplastando ligeramente alrededor del pezón en forma circular, hasta que abarques toda la glándula. Repítelo con el brazo elevado.

¿Que buscar aquí? Cualquier tipo de bolita o endurecimiento. La glándula mamaria no es lisa por lo que es normal que sientas algunas irregularidades, pero lo importante de la autoexploración, es conocerte y detectar cualquier anomalía. Exprime el pezón. No debe de haber ninguna secreción.

¿Qué debes hacer si algo te parece anormal?

Ir al médico, él te revisará. Prefiero que peques de exagerada a que te quedes corta: Con la salud y la vida no se juega.

Mamografía

Éste es un estudio de rayos X que permite revisar la mama y es fundamental en la prevención del cáncer. Se debe realizar a partir de los 20 años cada 2 o 3 años y, después de los 40, cada año a menos que tu médico te indique otra cosa.

No dejaré de insistir en la importancia de la mamografía, muchas mujeres no lo hacen por desidia pero es un gran salvavidas.

Existen otros estudios, como el ultrasonido, para valorar las glándulas mamarias pero es tu médico quien decidirá si los requieres o no.

Es muy sencillo: ¡autoexplórate y hazte la mamografía! Lo demás déjalo en manos de tu médico. Recuerda que aquí estamos hablando de prevención.

Vulvovaginitis

Ésta es otro de los problemas comunes que afecta, en algún momento de la vida, a la mayoría de las mujeres. Se presenta como secreción blanquecina que sale de la vulva y se acompaña de comezón. La mayoría de las veces es causada por un hongo. Es muy incómoda y hay factores de riesgo que favorecen el que aparezca como:

El embarazo
La diabetes
El uso de antibióticos
Excesivo calor o humedad
El uso de ropa muy ajustada

Si eres diabética, procura mantener tu enfermedad bien controlada. Durante tu embarazo mantente muy limpia y usa siempre ropa cómoda y holgada. Esa moda de ropa híper ajustada no es buena para tus genitales. Utiliza ropa interior de algodón que permita la ventilación de la zona.

Virus del papiloma

Este virus se asocia a cáncer cervicouterino y a las verrugas genitales. Existen muchos tipos de virus del papiloma y se suministran dos vacunas aprobadas contra éstos.

Lo ideal es que la vacuna se aplique a las niñas **antes** de que inicien su vida sexual. ¿Por qué? Porque los hombres tendemos a ser los portadores del virus y, raramente, hay síntomas que indiquen que se padece, y la infección, se trasmite por vía sexual. Por lo tanto, hay que vacunar a las niñas para prevenirlo, en hombres sólo hay una vacuna aprobada hasta la fecha.

Si no te has vacunado, y ya iniciaste tu vida sexual, habla con tu ginecólogo, es factible que aún te recomiende que te vacunes, pero es aquí en donde entra a jugar una labor preventiva crucial en tu vida y en la de toda mujer: el papanicolaou.

Papanicolau

Este estudio es importantísimo en la salud femenina porque ayuda a detectar lesiones malignas en etapas tempranas de desarrollo, además de que permite llevar a cabo una revisión adecuada de tu vagina.

"No es cómodo", dicen todas las mujeres, pero es muy rápido y puede prevenir una verdadera pesadilla. ¿Tienes más de 40 años? Ve a hacértelo una vez por año. El cáncer cervicouterino no cobraría la cantidad de vidas que cobra cada año si las mujeres se hicieran este sencillo examen.

¡Mucho ojo!, el hecho de vacunarse contra el virus del papiloma no descarta la necesidad de que tengas que ir a revisión con tu ginecólogo.

Embarazo

Les llamará la atención que haya incluido este tema dentro de la prevención. Me dirán que tener un hijo es la dicha y felicidad máxima y estaré de acuerdo con ustedes, siempre y cuando, este hijo sea planeado o deseado. Pero tristemente existen gran cantidad de embarazos no planeados, de madres solteras y de hijos abandonados en donde un poco de educación puede evitar muchas pesadillas. Casi todas las madres solteras suelen ser adolescentes o pre adolescentes y tienen poca noción de cómo prevenir embarazos pues no están bien informadas.

Hay que hablar con sus hijos e hijas desde que son adolescentes. Los jóvenes van a tener relaciones sexuales queramos o no, y eso ha pasado en todas las generaciones y seguirá sucediendo, nos guste o no. La ventaja de estos tiempos es que ya es válido hablar de sexualidad y de educación reproductiva con los hijos. Olvidemos los tabúes y eduquemos a los jóvenes.Mientras mejor comunicación tengas con tus hijos, mejor relación tendrás con ellos.

El hecho que este capítulo esté dirigido a la parte femenina del libro no implica que a los hijos hombres no se les hable del tema, además de educación, hay que inculcarles ¡responsabilidad!

Hay varios métodos preventivos para el embarazo como son el diafragma, los espermicidas, el uso de condones, tanto masculinos como femeninos, y los anticonceptivos. Toda mujer en edad fértil debe de ir al ginecólogo y hablar con calma de qué es lo que más le conviene.

El más fácil de usar y que todo adolescente debe saber cómo hacerlo, es el condón masculino.

Hay que saber ponérselo bien para que cumpla con su cometido, he aquí unos lineamientos en cuanto al condón:

1. Nunca abrir el empaque con los dientes.
2. Siempre ver la fecha de caducidad, yo recomiendo que no se usen si están 6 meses cercanos a esa fecha.
3. Colocar **desde** el inicio de la relación sexual y no a la hora de la penetración.
4. Se debe de colocar sobre el glande o la cabeza del pene y deslizar hacia abajo. Si se equivocan de lado debe **descartarse**, ese condón ya no sirve. Sólo desliza hacia un lado y no se vale voltearlo una vez que haya estado en contacto con la cabeza del pene.
5. Después de la eyaculación, se debe quitar el condón con el pene aún erecto fuera de la vagina, y se debe desechar, no se debe quitar cuando el pene está ya flácido.

Recordemos que el condón, además de prevenir un embarazo, puede prevenir enfermedades de trasmisión sexual.

¿Ahora comprendes la importancia de usarlo siempre si eres hombre y, de exigir su uso, si eres mujer?

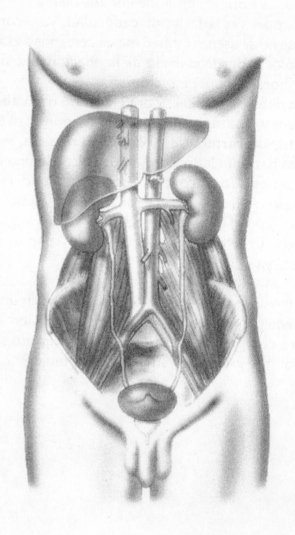

Capítulo 8
PREVENCIÓN EN EL SISTEMA RENAL Y URINARIO

Riñones

¿Sabes bien para qué sirven nuestros riñones? Seguro que sí. Para eliminar sustancias del organismo a través de la orina o, como comúnmente la conocemos, "pipí". Pero, como descubrirás ahora, los riñones son mucho más que el sistema de eliminación del cuerpo, tienen otras funciones también interesantes.

Los riñones se localizan por abajo del tórax, en la espalda, tienen forma de frijoles y miden más o menos lo mismo que el puño de tu mano. Toda la sangre del organismo pasa por ellos y les deposita toda aquella sustancia que no necesita, así como el exceso de agua. Estos desechos pasan hacia la vejiga a través de los uréteres y de ésta salen al exterior del cuerpo por la uretra.

Te preguntarás de dónde viene todo lo que se elimina por los riñones, pues bien, ya explicamos anteriormente que el intestino absorbe los nutrientes de la comida, pero todo lo que no usa o le sobra, es desperdicio que hay que desechar. También el metabolismo, sobre todo de la actividad de los músculos, deja sustancias que hay que eliminar del cuerpo. Entonces, cuando la sangre llega al riñón, éste lleva a cabo un complejo intercambio en donde regula también sustancias como el sodio y el potasio, reabsorbe lo que necesitamos y elimina lo que no.

Imagina el procedimiento como si fuera un río que llega a una presa en donde hay filtros, el agua se detiene ahí pasa por el proceso de filtración, y elimina, por el conducto adecuado, lo que no es necesario guardar.

Pero como te dije, el riñón, además de ser el "eliminador de sustancias" del cuerpo, tiene otras funciones como secretar diferentes hormonas que tienen que ver con 3 cosas vitales:

1. La formación de glóbulos rojos
2. El control de la presión arterial y
3. El metabolismo de la vitamina D y del calcio

Tenemos dos riñones, pero muchas veces, es posible vivir con sólo uno. Y, si entendemos cómo y para qué funcionan, es fácil comprender cómo pueden dejar de funcionar:

Si deja de llegarles sangre. Esto se llama hipoperfusión. Imagínalo como la bomba de una fuente, si deja de llegarle agua para que funcione la fuente, la bomba se echa a perder. Esto puede suceder en casos de deshidratación, de sangrados importantes o de quemaduras.

Si hay un daño directo al riñón, lo más común es que suceda por medicamentos o enfermedades que lastimen directamente al tejido renal. Algunos medicamentos tóxicos para los riñones son aquellos que se usan para tratar infecciones por hongos, algunos antibióticos y el material de contraste que se usa en Rayos X. Por eso es fundamental mantenerse siempre bien hidratado.

Si se produce un daño muscular extenso, que puede darse al lastimarse el músculo por aplastamiento o, inclusive, por hacer un ejercicio exagerado, se pueden dañar al liberar una sustancia que se llama mioglobina.

Enfermedades como el lupus y la diabetes tienen graves efectos sobre la función de los riñones. En ocasiones hay incluso anticuerpos que los dañan. Si padeces alguna de estas enfermedades crónicas, procura mantenerlas bien controladas para evitar daño a los riñones. Apégate a la dieta que te dé tu médico si es que ya hay daño en ellos, porque una dieta alta en proteínas puede dañarlos aún más.

Otra causa común de daño renal es la obstrucción a la salida de orina, esto puede ocurrir por ejemplo por tumores o piedras. Si se tapa el flujo de orina (volvamos al ejemplo de la fuente o de la presa), toda la orina se va a retener inundando el riñón y destruyendo su arquitectura (lo mismo que sucede cuando una presa se desborda y destruye lo que hay a su alrededor).

Existen daños renales agudos y crónicos, los agudos son más fáciles de manejar que los crónicos en donde muchas veces se requiere del uso de diálisis o trasplante.

Pero ¿cómo prevenir enfermedades de los riñones?

Mantente bien hidratado todo el tiempo, la bomba renal necesita de suficiente llegada de líquido para funcionar. ¿Cómo saber que estás bien hidratado? Tu orina debe de ser clara; si ves que tu orina está oscura, debes de tomar más líquido. El color oscuro de la orina, fuera de el de la primera de la mañana, nunca es bueno. Si no se corrige con la ingesta de más líquido, ve a ver al médico cuanto ates para que revise que todo esté funcionando adecuadamente. Insisto mucho en que la orina debe tener un ligero tinte pero debe de ser casi transparente. El color de tu orina es siempre importante, si está verdosa, con pus, con sangre o color ámbar oscuro, consulta a tu médico.

Orinar es sano y, una persona adulta normal, orina más o menos, unas 4 a 6 veces por día, pero todo depende del líquido que tome; si tú notas que no estás orinando lo suficiente, será otro motivo para consultar al médico.

Las vías urinarias

Como su nombre lo indica son los caminos que llevan a la orina hacia afuera del organismo y, como todo camino, lo ideal es que esté libre de obstrucciones, limpio y que permita el flujo, al igual que una calle o el cauce de un río.

Uno de los padecimientos más comunes de las vías urinarias son las infecciones. Y éstas, son mucho más frecuentes en las mujeres que en los hombres, debido a que la uretra (conducto que va de la vejiga al exterior) es mucho más corta en ellas. En el hombre la uretra va a lo largo del pene lo cual la hace más larga. Como las vías urinarias desembocan en el exterior, en donde hay bacterias, es más fácil que éstas entren en el sistema urinario de la mujer, el camino es más corto.

La bacteria más común se llama E. Coli y provoca síntomas muy molestos: Ardor al orinar, orina turbia y mal oliente, sensación de que no has acabado de orinar, sensación de que tienes muchas ganas y haces poco.

Un método preventivo, además de siempre estar orinando, es tener mucho ojo con el aseo personal en las mujeres. Al ir al baño, es indispensable que desde niñas se limpien el ano después de evacuar y que lo hagan ¡**hacia atrás**! Nunca hacia delante ya que pueden pasar restos de materia fecal a la vulva en donde desemboca la uretra, llevando a las bacterias justo a las vías urinarias y a la vagina. Aprendan esto y enséñenlo a las niñas desde pequeñas.

Otro factor de riesgo son las relaciones sexuales debido a la fricción e irritación de la uretra, asegúrate tú, mujer, de siempre estar bien hidratada y orinar después de tener relaciones sexuales para barrer todo hacia fuera. Y tú, hombre, también deberás orinar al finalizar la relación para limpiar el conducto.

Mucho cuidado, porque las infecciones de vías urinarias pueden volverse crónicas o subir hasta los riñones donde se hacen mucho más graves.

Otro problema de las vías urinarias, que es relativamente frecuente, es la formación de piedras, cálculos o litiasis. Así se dice literalmente. Casi todas las piedras son formadas por derivados del calcio, son más comunes en clima caliente y en personas que ingieren mucha sal y proteína.

Normalmente, las piedras suelen causar mucho dolor y presentarse como sangre en la orina. De nuevo, mantente muy bien hidratado para conservar el flujo de orina continuo por las vías urinarias y prevenir complicaciones.

Muchas lectoras mujeres estarán pensando que es muy molesto esto de las infecciones y que los hombres tenemos suerte de que no nos pase tan frecuentemente, pero el tema que sigue, aunque incumbe a las mujeres, afecta directamente al hombre:

¡La disfunción eréctil! Es un verdadero terror para el hombre llegar al momento de la relación sexual y que no pueda conseguir la erección del pene. Es causa de frustración común para muchos hombres y ¡mujeres!

La disfunción eréctil se define como la dificultad de conseguir, y **mantener**, una erección durante el acto sexual. Todos los hombres le tenemos miedo a esto. Pero no dejemos que cunda el pánico. Para que el pene funcione bien, literalmente, necesita que, el sistemas vascular (el riego de sangre) y los nervios de la zona trabajen adecuadamente. Hay enfermedades como la diabetes que dañan ambos sistemas. Si tienes una enfermedad crónica, es clave que la mantengas bien controlada para evitar este tipo de complicaciones.

Cabe aclarar que, la causa más común de disfunción eréctil es emocional, nerviosa. Si llegas muy nervioso, temeroso y ansioso a la cama es muy factible que *tu amigo del sur* decida no levantarse para la ocasión. Si esto sucede repetidamente, ve a ver a un urólogo para que descarte otro tipo de problema y, si todo está bien, tal vez es necesario que platiques tus ansiedades y miedos con un especialista. Como ven, ¡el estrés no deja órgano sin afectar!

Mucho cuidado con las pastillas para conseguir erección, hay varias en el mercado y no todas son para todo el mundo. Algunas de ellas están contraindicadas en algunos padecimientos y pueden tener efectos colaterales graves. **Nunca** te automediques, siempre ve a ver al especialista que te dirá cuál es la que mejor te funcionará a ti. Lo último que quieres es que en esa gran noche de triunfo se vaya a presentar un grave efecto colateral.

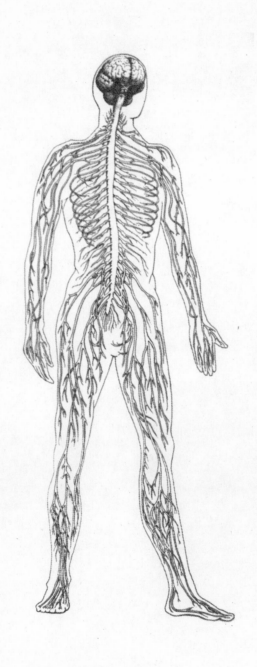

Capítulo 9
PREVENCIÓN EN EL SISTEMA NERVIOSO

Hablar del Sistema Nervioso en relación al organismo es el equivalente a hablar de sitios poco conocidos y explorados en la tierra. Es decir, sigue siendo muy enigmático porque hay muchas cosas que aún no se conocen de este sistema y, aunque la ciencia ha avanzado tremendamente en este aspecto, queda todavía mucho camino por recorrer para ir descubriendo los intricados y complejos caminos de nuestro Sistema Nervioso.

El Sistema Nervioso se divide en dos: central y periférico. El Sistema Nervioso Central es el que se encuentra protegido por hueso, esto es, está compuesto por el cerebro y las estructuras cerebrales, el cerebelo, el tallo cerebral y nuestra médula espinal. Este tejido es tan sensible que debe estar muy bien cubierto por el cráneo y por la columna, que se convierten en armaduras óseas que lo protegen.

El Sistema Nervioso Periférico lo conforman los interminables caminos de nervios que nos tienen cableado el organismo. Sí, así como lo escuchas; cableado como si fuera una red eléctrica. Todos estos nervios llevan y traen información al cerebro que es una gran computadora que se asegura de que las cosas funcionen.

Hay muchas enfermedades del Sistema Nervioso de las cuales no nos podemos proteger pero, en algunas entidades específicas de éste, sí se puede aplicar la prevención.

Si tú crees que nunca has sufrido por algo relacionado con este sistema, pon mucha atención y verás que, en algún momento, te ha tocado padecerlo.

Cefalea

Esto quiere decir **dolor de cabeza**. Y podemos decir que todo el mundo ha sufrido de algún tipo de dolor de cabeza alguna vez en su vida, algunos más frecuentemente que otros, y otros más, viven subyugados por ellos. Es probablemente la queja de salud más común que presenta la humanidad.

Existen un sin fin de causas de dolores de cabeza y en muchas de las ocasiones no se llega a conocer la causa verdadera.

Las más comunes son:

Tensión emocional
Mala postura
Problemas dentales
Problemas de ojos
Apretar la mandíbula intensamente
Sinusitis
Presión elevada

Lo importante que debes de saber es que, en la mayoría de los casos de dolor de cabeza, no hay un daño estructural. Es decir, no hay ninguna anormalidad anatómica que lo esté causando. Y es por eso que, lo primero que hay que hacer para prevenir un dolor de cabeza es investigar qué te lo causa.

Ya hemos hablado del estrés y más adelante seguiremos haciéndolo. Te estás volviendo loco en el trabajo, abrumado con pendientes y a la vez tienes problemas en casa. ¿Empiezas a notar que la cabeza te duele? Tómate un tiempo para ti mismo. Haz respiraciones, relájate, no dejes que llegue el dolor de cabeza.

Mejora tu postura, muchos pasamos mucho tiempo trabajando en una silla sin estar sentados en la manera adecuada, esto puede ocasionarte dolor. La postura correcta en una silla, es con las pompas bien atrás casi tocando el respaldo y la espalda recta. La computadora debe estar a nivel de tus ojos.

¿Cómo andan tus músculos de la parte alta de la espalda? ¿Y, de la parte baja de la cabeza? ¿Muy tensos? ¡Un masaje! ¡Yoga! Si tu dolor se asocia a molestias de los ojos y respiratorias, ve a checarte, probamente sea causado por otro motivo.

¿Rechinas los dientes en la noche? ¿Tu dentista te dice que te estás acabando los dientes? Esto puede ser estrés y genera mucho dolor de cabeza. La cefalea tenisonal es la más común de todas y es factible que no todos los remedios apliquen para todo el mundo. Encuentra cuál es el ideal para ti. Recuerda que el estrés se vuelve un gran enemigo.

Otro punto muy impórtate que comentar aquí, es que la gente con dolores de cabeza tiende a automedicarse y a abusar de los analgésicos. Mucho cuidado con esto porque, este abuso de medicamentos, puede ser la causa del dolor de cabeza.

Ahora bien, hay un cierto tipo de dolor de cabeza que los que lo padecen aprenden a conocer perfectamente. Estoy hablando de la migraña. Éste es un dolor que suele ser muy severo y discapacitante y que tiene que ver con dilatación de los vasos sanguíneos (arterias y venas) en la cabeza. Es un dolor pulsante, generalmente de medio lado de la cabeza y se asocia a náusea, vómito, intolerancia a luz y va aumentando poco a poco, hasta llegar a hacer sentir a su víctima que se va a volver loco o que le va a explotar la cabeza.

¿Suena aparatoso? ¡Lo es! Te lo digo porque yo soy "migrañoso". Pero hay algo noble que tiene la migraña, siempre avisa que va a venir; a esto se le llama aura. El paciente con migraña siempre sabe cuando uno de sus ataques lo está merodeando. ¿Cómo prevenirlo? Toma tu medicamento antes de que se instale el dolor.

Casi todos los pacientes con migraña conocen cuál es el medicamento más adecuado para prevenir las crisis y hay que saber cuándo tomarlo. **Nunca** debes confiarte de que se irá sola. Apártate de donde estés, busca un lugar silencioso en donde puedas estar en paz y descansar un rato en lo que el medicamento actúa. Tristemente hay personas que tienen que tomar medicamentos preventivos de manera continua por lo severo de su caso. Si tienes más de 2 a 3 ataques al mes, considera hablarlo de nuevo con tu médico. Además, deberás identificar qué factores son los que te desencadenan los ataques y evitarlos: chocolate, poco sueño, alcohol, esfuerzos... O inclusive, si hay algún medicamento que lo detone. Si lo descubres, platícalo con tu médico.

Es importante mencionar que un dolor de cabeza puede estar avisando que hay algo mucho más serio que debe checarse. ¿Cuándo debes de ir al médico por un dolor de cabeza?

Después de un golpe en la cabeza

Si el dolor empeora y no se quita con medidas comunes

Si tienes dolor acompañado de fiebre

Si sufres alteraciones con tu visión

Si presentas síntomas neurológicos como no poder moverte, expresarte, rigidez del cuello o parálisis

Ante cualquiera de estos síntomas hay que ir a ver al médico para que determine cuál es la causa y cuál es el mejor manejo.

Accidentes vasculares cerebrales

En idioma coloquial se les conoce como embolias y son la tercera causa de muerte en el mundo, pero les voy a aclarar un poco qué es o qué sucede. Éste es un grupo de enfermedades en donde las estructuras vasculares que están en el Sistema Nervioso se ven afectadas, es decir, las venas o las arterias. Y pueden ser trombóticos (cuando se tapa la circulación como en un infarto) o hemorrágicos (cuando la sangre se riega en una zona del cerebro). Ambos pueden ser catastróficos o dejar secuelas graves en el organismo.

¿Son prevenibles? En algunas ocasiones sí lo son, porque se asocian a factores de riesgo de los cuales ya hemos hablado, como la diabetes Mellitus (procura tener control de tu nivel de azúcar siempre), la hipertensión arterial (lo mismo que con la diabetes, si tu presión está descontrolada estás en riesgo), enfermedades del corazón como arritmias, tabaquismo, obesidad, abuso de alcohol y de drogas recreacionales.

Como ves, varios de estos factores son modificables, es decir, está en ti la acción. Y algo muy importante en la prevención de las complicaciones de este tipo de proble-

119

mas, es el tiempo de respuesta. Me refiero a qué tan rápido recibe tratamiento médico la persona que está pasando por esto. Si ves a alguien que está teniendo síntomas neurológicos agudos como dolor, dificultad para hablar, moverse, expresarse, ¡corran al hospital! Mientras más pronto se diagnostique y trate el problema, menores serán las secuelas.

Traumatismo cráneo encefálico

Lo único que quiere decir esto es "golpes a la cabeza", y éstos pueden pasar de uno simple, jugando, a una verdadera tragedia. Son la causa más común de muerte en jóvenes. Muchos se asocian a deportes por lo que es clave que siempre, siempre, siempre, utilicen el equipamiento preventivo, como un casco, si los deportes son de alto riesgo. Si vas a andar en bici o motocicleta, ponte un casco, de verdad puede salvarte la vida. Enseña a tus hijos desde pequeños a usarlos.

¿Qué tan grave puede ser un golpe? Pues depende del sitio del golpe y la severidad, pero algunos de ellos pueden causar incluso la muerte.

Éstas son las alertas para saber que un golpe ha sido más grave de lo que aparenta: Vómito, mucho dolor, amnesia o que el paciente esté muy somnoliento. Ante cualquiera de estas señales, en presencia de un historial de golpe a la cabeza, hay que ir al médico.

No subestimes el potencial de catástrofe. Recuerda que en el organismo, mientras más temprano se traten las cosas, menos serán las complicaciones.

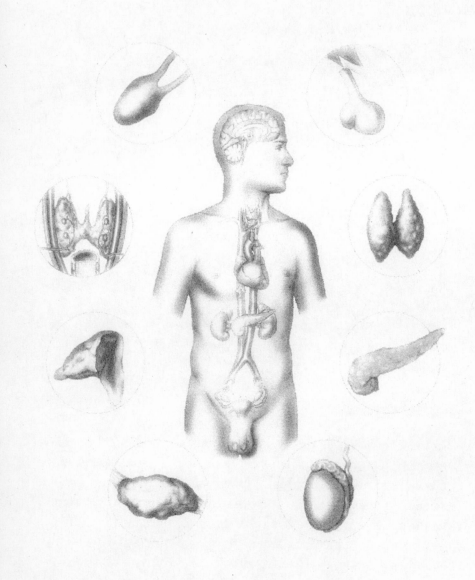

Capítulo 10
PREVENCIÓN
EN EL SISTEMA ENDOCRINO

El sistema endocrino está compuesto por varias glándulas que están distribuidas por todo el organismo. Las glándulas se ocupan de producir hormonas que van a causar efectos y cambios en nuestro cuerpo. Imagínalas como si las glándulas fueran tiendas de comida y, las hormonas, la comida que es repartida por los camiones surtidores.

Existen muchas glándulas endocrinas en el cuerpo y éstas son: la pineal y la hipófisis o pituitaria que están dentro del cráneo, la tiroides y paratiroides que están en el cuello, las glándulas suprarrenales que, como su nombre lo indica, están sobre los riñones, el páncreas (una parte del páncreas funciona como glándula endocrina y ya verás más adelante lo importante que es), los ovarios y los testículos.

Cuando las glándulas se enferman, generalmente lo que sucede es que producen demasiadas hormonas, o al revés, muy pocas. Las glándulas también pueden presentar tumoraciones, infecciones, o ser atacadas por anticuerpos y, tristemente, no hay mucho campo de acción en cuanto a la prevención de muchas de las enfermedades endocrinas, pero hay algunas en las que sí podemos tomar medidas preventivas.

Osteoporosis

La osteoporosis es una enfermedad en la que los huesos se hacen frágiles y débiles y por lo tanto más propensos a fracturas. La osteoporosis se presenta en edades avanzadas, se asocia al hábito de fumar y, en caso de la mujer, a la disminución de las hormonas sexuales (menopausia). Otras enfermedades endocrinas pueden hacer que aparezca este problema.

Revisamos el problema de la osteoporosis en este capítulo ya que tiene que ver con el metabolismo del calcio y la vitamina D, que son dependientes de hormonas. Regularmente se piensa que hay que prevenirla cuando estás en edad adulta y esto es erróneo, la prevención de la osteoporosis debe hacerse a lo largo de toda la vida. Es vital tener huesos fuertes desde edades tempranas y esto se logra haciendo ejercicio. Hacer mucho ejercicio en la infancia y en la adolescencia, te garantiza huesos fuertes.

Asegúrate que tu dieta tenga calcio y vitamina D: espinacas, soya, frijoles blancos, cereales, avenas, huevo, pescado... Para que la vitamina D actúe adecuadamente necesita del sol, por lo tanto se recomienda exponerte al sol (con protección solar) por 15 minutos, un par de veces a la semana, y no me refiero a que te tires como lagartija sino a que hagas ejercicio al aire libre para que te dé el sol.

¿Cómo saber si tienes osteoporosis? Hay un examen que se llama **Densitometría Ósea** que mide la densidad de tus huesos, pero te lo debe de pedir un médico ya que no es necesario para todos. Normalmente se pide a personas de más de 60 años de edad o con antecedentes de fracturas. Y, si tú ya tienes osteoporosis, tu médico te va a decir qué hacer.

¡Esta es una razón más para fomentar el ejercicio desde chicos!

Abuso de esteroides

Un tema que me gustaría tratar en este capítulo de enfermedades endocrinas, es el del abuso de esteroides. Las hormonas esteroideas como la cortisona y sus derivados, las producen las glándulas suprarrenales, y éstas se utilizan en el tratamiento de muchas enfermedades porque son potentes antiinflamatorios. Pero siempre, deben manejarse bajo la supervisión de un médico, inclusive las cremas que las contengan, ya que los efectos secundarios son muchos, variados, y algunos de ellos, graves.

En especial, quiero poner énfasis en el uso de esteroides anabólicos que también son derivados del mismo tipo de hormonas. Los usan las personas que quieren subir la masa muscular y son fáciles de identificar en los gimnasios: músculos descomunales que las hacen parecer gorilas con limitación de movimiento, normalmente tienen la piel muy afectada por acné y seguramente, si les revisan los testículos, los tienen muy pequeños ya que los esteroides los disminuyen de tamaño. NOTA: ¡No estoy sugiriendo que lo hagan!

Estoy de acuerdo que si vas al *gym* es para verte mejor, pero no hay nada como lo natural, como el ejercicio primitivo. El problema con estos esteroides es que, los que los manejan, son muchas veces entrenadores de gimnasio que no son médicos, ni tienen conocimientos del sistema endocrino ni de los efectos colaterales de estos medicamentos. Además, casi siempre, utilizan dosis exageradas lo que facilita que se presenten complicaciones.

Los esteroides anabólicos causan insomnio, irritabilidad y agresividad, daño al hígado (cáncer y crecimientos anormales) y a la piel como aparición de acné y de estrías. Disminuyen la función y el tamaño de los testículos y pueden causar aumento de glándulas mamarias (en hombres). Además, los esteroides *per se,* favorecen la aparición de infecciones, diabetes, glaucoma y elevan la presión arterial.

Diabetes Mellitus

Ahora pasemos a un tema que me parece que puede ser uno de los más cruciales de este libro y, en donde las medidas preventivas, tienen un potencial increíble: la Diabetes Mellitus.

Antes que nada quiero aclarar que se llama diabetes no diabetis. No sé por qué muchos pacientes se refieren a esta enfermedad con este nombre. Es una enfermedad muy común que en nuestro país, México, afecta a más de 6 millones de personas. Además es una enfermedad muy mórbida. Esto quiere decir que causa muchas complicaciones a diferentes niveles del cuerpo. Afecta a casi todos los órganos. Ahora se los voy a explicar, pero antes también les digo que es una enfermedad muy cara. Tan solo en E.E.U.U. se gastan billones de dólares anuales en esta enfermedad.

A grandes rasgos, ¿qué es la diabetes? Es una enfermedad en donde existen niveles elevados de azúcar (glucosa) en la sangre y esto causa daño a los tejidos. Normalmente la glucosa se absorbe en el intestino, y el páncreas, se ocupa de secretar una hormona que se llama **insulina**, cuya finalidad es introducir la glucosa a las células.

¿Recuerdan el ejemplo que les puse en el capítulo de Anemia con el oxígeno? Es parecido. La glucosa es un pasajero que necesita subirse a un taxi que se llama insulina para poder llegar a las células. Si no hay insulina o la insulina no funciona adecuadamente, se presenta la diabetes.

Existen dos tipos primordiales de esta enfermedad, la que depende de insulina para su tratamiento, también conocida como Diabetes Juvenil o Diabetes Tipo 1, que requiere de inyecciones de esta hormona, y la Diabetes del Adulto o Tipo 2, que se presenta en edad adulta y se controla con otros medicamentos, aunque a veces, puede llegar a requerir de insulina.

La diabetes puede además, estar causada por medicamentos, tumores y otras enfermedades, pero aquí lo que me interesa, es que sepan qué es la diabetes y cómo prevenirla.

Afortunadamente, hay varias cosas que uno puede hacer para tratar de evitar que se presente esta enfermad, sobre todo la tipo 2 o "del adulto". Para la diabetes juvenil o tipo 1 o dependiente de insulina, hay algunos factores de riesgo que son: la historia familiar y la genética. Y, como vimos al principio de este libro, en este momento de la vida no hay mucho que podamos hacer para prevenirla a estos niveles. Existen otros factores que se están estudiando mientras yo escribo estas páginas y tienen que ver con dieta e infecciones por virus.

Lo que es muy importante, es que sepas, que existe la posibilidad de diabetes en tus hijos y personas jóvenes, si tienen alguno de los siguientes síntomas:

Mucha sed
Mucha hambre
Pérdida de peso
Mucha orina

¡Pon mucha atención! Porque estos síntomas pueden ser de diabetes y hay que checarlos y tratarlos cuanto antes. El arma más importante contra la diabetes es la educación.

En cuanto a la diabetes tipo 2, sabemos que hay factores de riesgo en los cuales sí podemos tener una acción preventiva:

Peso.- Éste es el factor de riesgo más grande para presentar diabetes tipo 2. Mientras más tejido grasoso tengas, mayor la resistencia a la acción de la insulina.

Distribución de la grasa.- Si tiendes a acumular grasa en el abdomen, en la panza, tienes más riesgo que si la acumulas en brazos, piernas y muslos.

Inactividad.- El ejercicio te defiende contra la diabetes, ya que además de mantenerte en peso, hace que se utilice más el azúcar de tu sangre y se meta a las células. Es más fácil que esta enfermedad se presente en personas sedentarias.

Otros factores de riesgo, no modificables, son la edad (mayores de 45), la historia familiar de diabetes (¿hay diabéticos en tu familia?) y la raza (es menos común en raza blanca).

Existe el término de **prediabetes** que es cuando tus niveles de glucosa están elevados pero aún no, en niveles que se consideren diabetes. Obviamente, si tienes esta condición, es mucho más factible que puedas presentar diabetes.

¡Manos a laobra, calcula tu riesgo! ¿Tienes sobre peso?, ¿no haces ejercicio y en tu familia hay diabéticos? ¿Qué esperas?, urge bajar de peso y ponerse a hacer ejercicio.

Éstas son las dos medidas más importantes para mantener alejada la enfermedad.

Ahora, ¿qué hacer si **ya eres diabético?**

Yo siempre les digo a los pacientes que la diabetes es como un perro bravo que, una vez que muerde, no vuelve a soltar. Y, con la mordida me refiero a cuando se presentan complicaciones, también como te comenté anteriormente, la diabetes afecta a muchos órganos y sistemas del cuerpo.

Ojos: La diabetes daña a los vasos sanguíneos de la retina y esto causa ceguera, además de que hace más fácil la aparición de cataratas, que es cuando el lente del ojo se hace opaco; y de glaucoma, que es cuando aumenta la presión dentro del ojo.

Riñones: Al daño renal por diabetes se le denomina nefropatía diabética. Si recuerdas, te comenté que la función del riñón es filtrar; pues bien, esta enfermedad altera el mecanismo de la filtración y esto hace que los riñones dejen de funcionar. Es por eso que muchos diabéticos necesitan diálisis o trasplante de riñones.

Corazón y vasos sanguíneos: La diabetes favorece la aterosclerosis (vasos sanguíneos tapados), infartos, tanto en el corazón como en el sistema nervioso, y falta de circulación a los tejidos. Además es un factor de riesgo para tener presión alta.

Nervios: La neuropatía diabética, o el daño a los nervios, hace que se altere la sensibilidad, sobre todo, en las piernas con sensación de adormecimiento, dolores y picazón, y puede causar que pierdas la sensibilidad totalmente en alguna zona. Los nervios que actúan en la erección del pene también se afectan causando impotencia y, a su vez, los nervios de todo el tracto digestivo, y esto causa constipación o diarreas, náusea y sensación de llenura.

Huesos: La diabetes te hace más susceptible a osteoporosis o huesos frágiles y, como consecuencia, a fracturas.

Boca y piel: La diabetes baja tus defensas haciéndote más vulnerable a infecciones. Es común ver infecciones, por hongos en la boca, en la piel y otras mucosas como la vagina, en pacientes diabéticos.

Oído: La diabetes se asocia a disminución de tu capacidad auditiva y puede conducir a la sordera.

Pie diabético: Éste es un punto muy importante debido a que, tanto los nervios, como la circulación de la sangre, se ven afectados en esta enfermedad, y, una simple raspadura o herida en el pie, se puede hacer más grande y sobreinfectar sin que el paciente se de cuenta, y si no se atiende a tiempo, puede derivar en la amputación del miembro. Es por esto, que el cuidado de los pies en los diabéticos, es crucial.

Alzheimer: Se ha encontrado una asociación entre el mal control de la diabetes y esta enfermedad demencial.

¿Cómo prevenir las complicaciones de la diabetes? Vuelvo a insistir que la clave es la educación; primero que nada saber qué es lo que te puede pasar y siempre estar al pendiente de las complicaciones.

Pero lo mejor que puedes hacer, es llevar un adecuado control de tu enfermedad. Si tú eres aplicado y controlas tu enfermedad, la aparición de las complicaciones se reduce de manera muy importante. Es por eso que es clave que tengas una buena relación con tu médico y le preguntes todas tus dudas. Pídele que sea claro con el tratamiento: ¿qué medicamentos debes tomar?, ¿cómo debes tomarlos?, ¿antes o después de las comidas?

Monitoriza tus niveles de azúcar, ésta es una manera excelente de saber qué tan bien está controlada la enfermedad. Sigue el tratamiento al pie de la letra. ¡No permitas que tus niveles de glucosa se salgan de control!

La dieta es crucial, y la gente piensa que la dieta de un diabético debe volverse una pesadilla, pero no es cierto. Yo te recomiendo que hables con tu médico o que vayas con un nutriólogo para que veas la amplísima gama de alimentos y deliciosas recetas que puedes consumir. Pregunta cuáles alimentos debes evitar a toda costa y asegúrate de estar bien hidratado. Aumenta la ingesta de fibra. Elimina refrescos y bebidas carbonatadas y evita las grasas. Procura comer muchas verduras y granos. ¡Evita las carnes rojas!

Haz ejercicio y mantente en tu peso. Si tienes unos kilos extras, deshazte de ellos. Si estás en tu peso ideal, va a ser mucho más fácil controlar la enfermedad y evitar las complicaciones.

Tu higiene personal es importantísima. Recuerda que es más fácil que un diabético se infecte a que lo haga una persona sin esta enfermedad. Mantente limpio siempre. El aseo dental es clave también.

¡Mucho cuidado con los pies!, revisa a menudo que no tengan ampollas ni lesiones, muchas veces, como están afectados los nervios, puede que no sientas nada y si no los revisas no te darás cuenta. Lávalos y sécalos muy bien antes de ponerte calcetines. Existen calcetines y zapatos especiales para diabéticos. Tu calzado debe de ser muy cómodo y no debe apretarte nada. Cuida tus uñas, no dejes que se entierren ni que crezcan demasiado, mantenlas al ras. Todo esto es vital para proteger la integridad de tus pies.

Obesidad

Uno de los problemas más grandes de salud que enfrenta nuestra sociedad, es la obesidad. Tiene implicaciones serias a nivel físico, económico y emocional. Además es un problema que suele ser difícil y frustrante de manejar para el cual, una vez más, el arma más poderosa que tenemos es la educación.

Incluí este tema dentro del sistema endocrino, a pesar de que no depende de una glándula enferma (salvo en casos específicos), debido a que es un problema de metabolismo importante.

Hablemos primero de qué es la obesidad. No es solamente estar pasado de peso o "gordito", la obesidad es cuando tienes un exceso de tejido adiposo, es decir, de tejido graso.

Existe una fórmula que determina el **índice de masa corporal** con el cual es fácil determinar si existe, o no, obesidad.

Si en tu computadora pones las palabras "índice de masa corporal" te aparecerá una fórmula para determinar el tuyo y generalmente será esta:

IMC = Peso en kilogramos / estatura al cuadrado en metros

He aquí los valores y determinaciones:

IMC de 18.5 a 24.9 es considerado **normal**
IMC de 25 a 29.9 es considerado **sobrepeso**

IMC de 30 a 34.9 es **obesidad grado 1**
IMC de 35 a 39.9 es **obesidad grado 2**
IMC arriba de 40 se considera **obesidad grado 3 o extrema**

Pero hay otros factores, además del peso, que son importantes considerar como que, la obesidad en el abdomen y a los lados es mucho más peligrosa que la obesidad en nalgas y piernas.

El medir tu circunferencia a nivel del ombligo también puede darte un dato importante: Más de 88 cm en mujeres y más de 102 cm en hombres, es considerado obesidad.

La obesidad tiene una influencia genética importante, pero hay factores externos que la favorecen, como la dieta y la falta de ejercicio.

Menos del 1% de las personas que tienen obesidad tienen una causa secundaria, es decir una enfermedad que la cause como son algunas enfermedades tiroideas y de las glándulas suprarrenales.

La obesidad se considera un factor de riesgo para enfermedades en los diferentes sistemas del organismo:

Enfermedad coronaria del corazón
Diabetes tipo 2
Presión arterial elevada

Enfermedad vascular cerebral (Infartos cerebrales)
Elevación de colesterol y triglicéridos
Problemas respiratorios
Hígado graso y problemas de vesícula
Artritis
Infertilidad

Pero además se asocia a problemas psicológicos y sociales:

Baja autoestima
Depresión
Ansiedad
Bullying

Lo que comemos tiene un papel primordial en el desarrollo de la obesidad: Si tú comes más calorías de la que gastas, subes de peso. ¡Así de fácil! Si eres muy activo podrás comer más sin subir de peso.

Las vidas agitadas que llevamos hacen que sea más difícil cocinar comidas sanas y saludables, y tendemos a comer comida chatarra llena de azúcares procesados y grasas, y además, las porciones suelen ser mucho más grandes de lo que requerimos. Por eso creo que es clave que pensemos en comer sano más que en la palabra dieta, que en esta sociedad lleva una connotación negativa. Cuando escuchas que alguien está a dieta, normalmente piensas que, de algún modo, esta persona no la está pasando bien cuando come. Y en realidad es que si aprendemos desde chicos a comer saludable va a ser mucho más fácil hacerlo por el resto de nuestra vida. ¡OJO!, no estoy diciendo que eliminemos para siempre las golosinas, los refrescos, los postres y demás, pero con que tengamos un día a la semana de permiso para estos alimentos es más que suficiente. Y es mucho más fácil cuando el resto de la semana has aprendido a comer delicioso y saludable.

Busca alimentos bajos en calorías y ricos en nutrientes como los granos, las frutas y las verduras. Si piensas en comer alimentos que sean saludables la mayor parte del tiempo, no tendrás problema en darte tus gustos de vez en cuando. Evita, lo más que puedas, las comidas muy dulces, las grasas y el alcohol.

Aprende a identificar cuáles son los momentos de tu vida en los que comes sin control o comes cosas que no son sanas. Aquí es de gran ayuda llevar un diario. Te fijarás si tiendes a comer más en situaciones de estrés o ansiedad. Escríbelo todos los días, y pronto, verás patrones que se repiten y será mucho más sencillo atacarlos.

Pésate seguido, está comprobado que la gente que se pesa una vez a la semana tiene mayor éxito en conseguir un peso adecuado. Sé consistente con tus metas.

Todos, aunque estemos delgados o con sólo sobrepeso, o inclusive ya con obesidad, podemos tomar medidas preventivas para evitar subir de peso.

Haz ejercicio regularmente. Se dice que se necesitan de 150 a 250 minutos de ejercicio, de moderada intensidad, a la semana para prevenir subir de peso. Esto es un poco más de 4 horas a la semana, lo que significa que, si por lo menos hacemos 30 minutos diarios de ejercicio, ¡ya estamos del lado sano!

Un problema terrible es la gran cantidad de niños y adolescentes obesos que tenemos hoy en día. Desde 1980 se ha triplicado la cifra y esto es alarmante. Siempre les digo a los pacientes que la obesidad comienza en casa y desde que somos bebés.

Mientras más tiempo le des leche materna a tu hijo, menos será la probabilidad de que sea obeso en el futuro. Coméntalo con tu pediatra, el porcentaje de obesidad baja de 20 a 40% en aquellos niños que se alimentan de leche materna por seis meses o más.

Conforme tus hijos crecen, recuerda que la mejor educación es con el ejemplo. Fíjate bien en los hábitos alimentarios de la familia, si cambias los hábitos va a cambiar el peso.

Indúcelos al ejercicio, comparte con ellos la práctica de algún deporte, incúlcales el gusto por la actividad física, los juegos al aire libre, las carreras... más que por jugar juegos de televisión y cómputo. Limita las horas que están inactivos. Todos los niños deberían de tener al menos una hora de ejercicio moderado al día.

Es muy importante que las raciones que les sirvas sean saludables y que coman cuando tengan hambre, y que lo hagan lentamente, que mastiquen con calma. Evita utilizar la comida como premio o como castigo. Evita que tus hijos sean lo que yo llamo niños *"foca"* a los que cada vez que hacen un berrinche o los quieres mantener callados les das una golosina como los entrenadores dan un pescado a las focas.

Ten en tu casa frutas y vegetales, leche baja en grasa y evita las golosinas y refrescos. Asegúrate que coman mínimo 5 raciones de fruta y verdura al día. Enséñalos a tomar agua natural. Me cuesta mucho trabajo entender el por qué, cuando escucho que no les gusta el agua. Evita las bebidas endulzadas, si tus hijos aprenden a tomar agua simple desde pequeños lo seguirán haciendo toda la vida.

Si tu hijo aprende hábitos alimentarios sanos desde pequeño, te lo va a agradecer toda su vida.

Desórdenes alimentarios

Anorexia nerviosa: Éste es un padecimiento en el cual, el o la paciente, tienen una imagen distorsionada de su cuerpo. Es decir, se ven en el espejo y lo que ven no es real. Tienen un miedo terrible a subir de peso. Son pacientes que bajan de peso de manera intensa y peligrosa para la salud, en mujeres, inclusive, llega a desaparecer la menstruación.

Es un padecimiento que comienza justo antes de la adolescencia y afecta más comúnmente a mujeres. No se conoce la causa, pero esta enfermedad, lleva a múltiples alteraciones endocrinológicas debido a la desnutrición. Se piensa que tiene un origen psiquiátrico y que, el o la paciente, viene de una familia exigente y ambiciosa en todos niveles. Las relaciones sociales suelen ser destructivas y los padres están muy orientados a estar delgados, a hacer ejercicio y comer sano. Es el otro extremo de la obesidad. ¡Ni tanto que queme al santo, ni tanto que no lo alumbre!

Bulimia nerviosa: A diferencia de la anorexia, los pacientes aquí comen descontroladamente al menos un par de veces a la semana, pero a su vez, abusan de laxantes, se causan vómito, hacen ejercicio de manera excesiva, usan diuréticos o se ponen en ayuno. Nuevamente existe aquí una obsesión por el peso y tener un cuerpo delgado. También afecta más a las mujeres.

No se conoce una medida preventiva efectiva ante estos padecimientos pero se debe de buscar detectarlos en etapas tempranas. Nuevamente aplicamos el hecho de que, mientras más pronto se maneje el problema, más fácil será de resolver y se evitarán las terribles complicaciones.

Es vital que, a los que padecen estos desórdenes alimentarios, se les induzca al ejercicio y a comer sano de una manera positiva y comprensiva, sin exigir severamente. Debemos enseñar a los niños a cuidar su cuerpo, y nuevamente, evitar castigos o premios con comida. Explicarles lo que es una alimentación sana e inculcarla en casa, pero siempre, tener algún momento para darse permiso de comer otros alimentos sin exagerar. Tengan una conversación sana con sus hijos y busquen que tengan una autoestima saludable desde pequeños. Y recuerden la importancia de ¡predicar con el ejemplo!

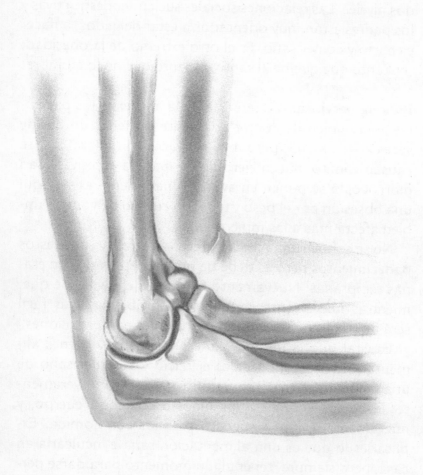

Capítulo 11
PREVENCIÓN
EN EL SISTEMA MUSCULOESQUELÉTICO

Este sistema es el que nos da movilidad, lo usamos continuamente y abusamos mucho de él, la mayoría de las veces sin siquiera darnos cuenta. Del 10 al 20% de todas las consultas a médicos generales en el mundo son por problemas osteomusculares.

La parte ósea se refiere a los huesos y la parte muscular a los músculos, pero aquí incluimos también a los tendones y ligamentos para formar el sistema completo.

Además, dentro de este capítulo, mencionaré a las articulaciones, a las que se les conoce en idioma coloquial, como coyunturas, y lo que hacen es unir un hueso con otro aportando movilidad al organismo.

Los problemas ostemusculares los podemos dividir en traumáticos y degenerativos.

Traumáticos: Implica que hay una lesión. Por ejemplo caerse y romperte un hueso, ser corredor o esquiador y lastimarte las rodillas con el paso del tiempo, levantar pesas y lastimarte un músculo o tendón.

Degenerativos: Se refiere a enfermedades crónicas y, sobre todo, a las de las articulaciones, que muchas veces sufren por estar cargando exceso de peso, por lo que para su prevención también es clave mantener un peso adecuado y, por otro lado, ejercitarse. Muchas de las enfermedades crónicas de las articulaciones no son prevenibles, pero la osteoartritis, que es el tipo más común de artritis puede verse disminuida si mantenemos nuestro peso adecuado y las articulaciones bien ejercitadas.

Romperse un hueso, siempre es una desgracia, y la recuperación es lenta, pero va siendo más complicado conforme avanzamos en edad. Es por esto que es vital tener huesos sanos y fuertes.

Para prevenir fracturas es importante tener buena salud ósea y en el capítulo de endocrinología hablamos ya de la osteoporosis, enfermedad que hace que los huesos se hagan más vulnerables a romperse y que, dependen de dieta y ejercicio, como medidas preventivas.

Para evitar lesiones traumáticas es muy importante que todos los deportistas, tanto profesionales como amateurs, al realizar algún deporte o actividad en la cual puedan lastimarse, utilicen el equipamiento de protección completo y adecuado.

Cuando yo era pequeño, casi no había equipamiento deportivo, pero afortunadamente esto ha cambiado y hoy en día, se previenen muchas lesiones al usarlo.

Por ejemplo, no se debe andar en bicicleta sin casco. No se deben jugar algunos deportes de riesgo sin rodilleras y sin guantes, se debe usar todo aquello que sea parte del equipo necesario para el deporte que hagas. Se ha demostrado que, utilizarlo, verdaderamente protege al individuo.

Los accidentes, si bien prevenibles, no son cien por ciento evitables, pero siempre hay que estar preparado.

Piensa tan solo en los cascos, ¡cuántas lesiones cerebrales han evitado!

Otro punto clave en el que fallamos es el siguiente: Si estás haciendo algún deporte y te lastimas o alguna parte de tu cuerpo te duele, ¡deja de hacerlo! Esto va sobre todo para los fanáticos de las pesas en el gym. El seguir haciéndolo te puede lastimar peor y ocasionar mayores problemas. Aquí también aplica para los corredores empedernidos y sus problemas de rodilla.

Cuando vayas a hacer deporte, recuerda que es clave calentar antes de hacer ejercicio, esto va a disminuir el riesgo de lastimarte. Y siempre, al final, procura estirarte, ya que esto, además de aflojar los músculos, te dará mayor flexibilidad.

El dolor de espalda baja es uno de los problemas más comunes en ortopedia y hay muchas causas, pero la más común de ellas, que sí es prevenible, ¡es la postura! Checa cómo estás sentado ahora y analiza tu postura.

La mala postura, a largo plazo, te va a causar problemas con tu sistema osteomuscular en diferentes niveles. Aquí hablo de espalda baja pero pueden ser hombros, caderas, etcétera. Esto sucede, porque causas compresiones y estiras ligamentos de más o de menos.

Una buena postura, además de hacerte ver bien, es positiva para ti. Respirarás mejor y con mayor profundidad, la sangre te fluirá más y lo verás reflejado también en el buen funcionamiento de las articulaciones.

Si estás parado, debes siempre hacerlo con los pies abiertos a la altura de los hombros, la espalda recta con los hombros ligeramente hacia atrás, y la mirada hacia el horizonte. Ésta es la posición ideal al estar de pie.

Al estar sentado debes mantener tus pompas o glúteos lo más hacia atrás que se pueda en la silla, los pies bien plantados en el piso y los codos cerca de tu torso. Si estás trabajando en la computadora, tus ojos deben estar a nivel de la pantalla y utilizar un *mouse* o teclado con apoyo para manos. Y es que cada vez pasamos más tiempo frente a la computadora y los malos hábitos posturales, eventualmente, nos van a cobrar factura.

Sería muy importante transmitir esto a los jóvenes quienes, en general, se sientan con una mala posición. Que hicieran conciencia de ¿cómo están sentados mientras estudian, cómo están sentados mientras ven la tele? Probablemente crean que estoy exagerando, pero muchos adultos se arrepienten de sus malas posturas sabiendo que pudieron haber prevenido algún problema.

Evita pasar mucho tiempo hincado. Si vas a levantar algo del piso, aprende a agacharte **doblando** las rodillas, no sólo la espalda. Hay que bajar todo el tórax, completo, y elevarlo igual.

Nunca hagas esfuerzos por mantener una postura incómoda, lo que no sientas natural no es bueno para tu cuerpo. Siempre mantén tu cuello en posición neutral.

Varía las posturas continuamente, no te quedes fijo ni estático por largo tiempo. Si estás trabajando o concentrado en algo, vale la pena pararse y moverse de vez en cuando. Estírate cuando te sientas entumido o cansado.

Son *tips* muy sencillos, pero por lo mismo, fáciles de seguir. Y es que todo aquel que ha sufrido alguna lesión en este sistema sabe lo incómodo y lento que puede ser una recuperación. Desde algo tan sencillo como romperte ¡un dedo!, (sientes que toda tu vida se va en ese dedo), hasta algo tan grave como una fractura de columna o cráneo.

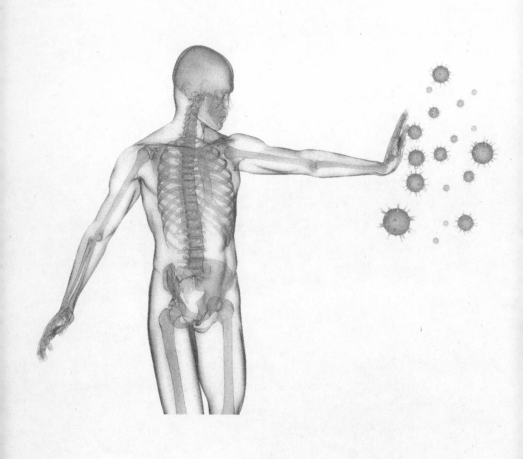

Capítulo 12
PREVENCIÓN
EN ENFERMEDADES INFECCIOSAS

A lo largo de este libro hemos tocado ya varias veces el tema de las infecciones en diferentes aparatos y sistemas, pero aquí quiero hablar de ellas de manera generalizada para que quede claro el panorama y, porque es un tema de suma importancia en donde la prevención es clave.

Primero, vamos a definir una infección; ésta es cuando un microorganismo invade y se multiplica en un tejido y puede producir daño subsecuente. Es decir "un bicho" llega a tu cuerpo, se instala a vivir ahí, se multiplica y a ti te causa daño.

Pero ¿qué tipos de "bichos" hay?

Hay virus, bacterias, hongos y parásitos.

Los virus son microorganismos muy, muy, muy pequeños que viven adentro de las células; **necesitan** estar ahí para vivir y reproducirse. Por ejemplo el virus del SIDA o de la hepatitis.

Las bacterias son unicelulares, es decir, organismos formados por una sola célula y no tienen que vivir por fuerza adentro de otras células. Hay bacterias dañinas, pero también hay muchas de ellas que son buenas y habitan en nuestro sistema. Por ejemplo, la flora intestinal está compuesta por miles de bacterias. También tenemos flora normal en la piel y en las vías respiratorias. Es decir, las bacterias forman parte de nuestra **microbiota** o de nuestra ecología. Nos defienden y ayudan a vivir sanamente con el medio ambiente, pero a su vez, existen muchas bacterias que son dañinas para el organismo. ¿Has escuchado hablar del **estafilococo** o el **estreptococo**? Éstos son ejemplos de bacterias que nos causan daño. Un punto muy importante a resaltar es que, a las bacterias sí se les ataca con antibióticos.

Los parásitos son organismos de diferentes tamaños (tan pequeños como una célula, hasta de varios metros), viven en el huésped (el paciente infectado) y necesitan de él para poder vivir y comer. Tenemos, por ejemplo, las amibas o las Tenias o Solitarias.

Los hongos son organismos que tienen esporas y presentan, también, diferentes formas y tamaños. Un ejemplo es la Cándida albicans.

Todos somos susceptibles a infectarnos por diferentes microorganismos, pero la gran mayoría de las veces, nuestro cuerpo, se defiende solo gracias al **Sistema Inmune**. Este sistema es como el ejército del cuerpo que nos defiende contra agentes agresores, y está formado por diferentes células y anticuerpos que, normalmente, atacan al agente infeccioso y detienen el problema.

Cuando el Sistema Inmune falla, es cuando se establece una infección, la cual, la mayoría de las veces, requiere de la ayuda del médico. Es importante mencionar que muchas infecciones, como la gripa, llegan, se estacionan, y luego se van.

Pero por otro lado, hay también muchas enfermedades, algunos medicamentos que se utilizan en trasplantes, la cortisona y sus derivados, que causan **inmunosupresión**. Es decir, debilitan el sistema de defensa del organismo haciendo al sujeto más susceptible a enfermedades infecciosas que no lo afectarían con el Sistema Inmune normal.

Las bacterias normales que tenemos en el cuerpo, parte de la microbiota, son un factor protector contra infecciones, viven en nosotros y nos defienden. Son parte de nuestro ejército protector. Con estas bacterias vivimos en perfecto equilibrio, pero los antibióticos pueden dañarlas y reducirlas en cantidad, y, al bajar la guardia, nos hacemos susceptibles a enfermedades.

Me gustaría que les quedara claro que los antibióticos son eficientes sólo contra las **bacterias**. No funcionan para curar las infecciones virales que son las más comunes, pero, tampoco matan a todas las bacterias.

Hablemos de algunos casos específicos en donde la prevención de enfermedades infecciosas es vital:

Enfermedades de trasmisión sexual

Existen muchas de ellas como la gonorrea, la sífilis, los condilomas, el herpes, la tricomoniasis, el SIDA, etc.

No vamos a hablar de cada una de ellas sino de cómo prevenirlas: Y, la única manera definitiva de estar libre de ellas, es la abstención sexual. (Salvo en algunos casos donde un bebé es contagiado al nacer de una madre infectada).

El riesgo a contraerlas aumenta con el aumento de número de parejas sexuales que tenga un individuo. A mayor número de pareja sexuales, mayor probabilidad de contagiarse.

La combinación de sexo con drogas y alcohol hace más fácil la infección debido a que puede que te hagas más laxo en tus precauciones.

Si estás iniciando una relación íntima con alguien, es importante que hablen sobre el tema. Para muchas personas puede ser incómodo, pero te aseguro que es mucho más incómodo tener alguna de estas enfermedades.

En el capítulo de hígado hablamos de la importancia de vacunarse contra las hepatitis A y B. También ya dijimos que hay que vacunarse contra el virus del papiloma humano desde la infancia. Y es muy importante que eduquemos en esta materia a los jóvenes desde antes de que empiecen a tener relaciones sexuales, porque las van a tener, no te quepa la menor duda. Y la mejor arma es la educación.

El uso del condón es importantísimo y, aunque ya vimos las precauciones que hay que tener para que su uso sea correcto, aprovecho para nuevamente aquí, recalcarte algunos tips:

- Checa la fecha de caducidad
- No lo traigas en la cartera
- No lo abras con los dientes
- Colócatelo con el pene en erección completa
- Siempre deja un espacio en la punta para recibir el semen
- Colócatelo del lado adecuado, si toca la cabeza del pene y te equivocaste de lado, ¡ya no sirve!
- Después de la eyaculación, debes extraerlo del pene deteniendo la base del condón para evitar regar su contenido

En el pasado, nunca se hablaba de condones y ahora es clave que lo hagamos y que sepamos cómo utilizarlos. Ojo, el condón no protege contra todas las enfermedades de trasmisión sexual ya que muchas de ellas se contagian por contacto de piel con piel, y no de fluidos corporales.

Diarreas

Siempre que hablemos de diarrea tenemos que saber que hubo "algo que comimos" que la causó, y muchas veces la contaminación de la comida es por falta de higiene al manipularla, sí, por tener las manos sucias. El lavado de manos es fundamental antes de comer y después de ir al baño, aprendemos esto como mantra, pero ¿lo hacemos?

Procura siempre comer en establecimientos que se vean limpios, desinfecta frutas y verduras y cocina bien los alimentos.

Toma agua de fuentes seguras, es decir, embotellada, hervida o filtrada.

Vacunas

Las vacunas crean anticuerpos en tu organismo contra las enfermedades, y han sido una maravilla para la humanidad. Enfermedades que antes terminaban con poblaciones enteras, ahora se controlan con simples vacunas. Las vacunas te cubren contra virus como el de las paperas, sarampión, rubéola, polio y hepatitis. Y también las hay para bacterias: difteria, tosferina y tétanos.

La gran mayoría de las vacunas se aplican en la infancia, pero algunas más en la juventud y otras también en la edad adulta.

Los cuadros básicos son muy similares en casi todos los países, pero cada uno tiene sus esquemas de vacunación propios.

He aquí el que está vigente, hoy en día, en México:

ESQUEMA DE VACUNACIÓN

VACUNA	ENFERMEDAD QUE PREVIENE	DOSIS	EDAD Y FRECUENCIA	FECHA DE VACUNACIÓN
BCG	TUBERCULOSIS	ÚNICA	AL NACER	
HEPATITIS B	HEPATITIS B	PRIMERA	AL NACER	
		SEGUNDA	2 MESES	
		TERCERA	6 MESES	
PENTAVALENTE ACELULAR DPaT + VPI + Hib	DIFTERIA, TOSFERINA, TÉTANOS, POLIOMIELITIS E INFECCIONES POR H.influenza b	PRIMERA	2 MESES	
		SEGUNDA	4 MESES	
		TERCERA	6 MESES	
		CUARTA	18 MESES	
DPT	DIFTERIA, TOSFERINA Y TÉTANOS	REFUERZO	4 AÑOS	
ROTAVIRUS	DIARREA POR ROTAVIRUS	PRIMERA	2 MESES	
		SEGUNDA	4 MESES	
		TERCERA	6 MESES	

VACUNA	ENFERMEDAD QUE PREVIENE	DOSIS	EDAD Y FRECUENCIA	FECHA DE VACUNACIÓN
NEUMOCÓCICA CONJUGADA	INFECCIONES POR NEUMOCOCO	PRIMERA	2 MESES	
		SEGUNDA	4 MESES	
		TERCERA	12 MESES	
INFLUENZA	INFLUENZA	PRIMERA	6 MESES	
		SEGUNDA	7 MESES	
		REVACUNACIÓN	ANUAL HASTA LOS 59 MESES	
SRP	SARAMPIÓN, RUBÉOLA Y PAROTIDITIS	PRIMERA	1 AÑO	
		REFUERZO	6 AÑOS	
SABIN	POLIOMIELITIS	ADICIONALES		
SR	SARAMPIÓN Y RUBÉOLA	ADICIONALES		
OTRAS VACUNAS				

Se lee en Internet mucha controversia sobre las vacunas y es atemorizante ver a tantos padres que deciden no vacunar a sus hijos. Ya tuve un caso de una madre que decía que las vacunas eran dañinas y decidió no vacunar a su hija, tristemente le dio polio, enfermedad incurable con la que la niña tendrá que vivir toda su vida debido a una mala decisión de su madre.

VIH y SIDA

El virus de la inmunodeficiencia adquirida causó estragos hace un par de décadas porque no se conocía mucho sobre el tema, pero afortunadamente, la ciencia ha avanzado lo suficiente para poder controlar sus devastadores efectos. No es lo mismo ser VIH positivo, que tener SIDA. Sida es cuando el virus ha afectado lo suficiente a tu sistema inmune y te atacan otras infecciones o enfermedades como consecuencia.

Se considera que hay más de 33 millones de personas infectadas en el mundo y esto, es alarmante. En un inicio, el virus se propagó mucho en la población homosexual causando estigmas sociales, pero ahora, la población heterosexual es la más afectada.

Tristemente, las nuevas generaciones le han perdido el miedo al VIH ya que no habían nacido, o eran muy pequeños, cuando cundió el pánico por la enfermedad y, debido a que, ya es tratable, han bajado la guardia y ¡no se cuidan! Nuevamente aquí, la educación es el arma más valiosa que hay.

Aproximadamente una quinta parte de las personas infectadas con VIH ¡no lo saben! Por lo que es importante que, si has tenido varias parejas sexuales, te vayas a checar. Esto tiene dos objetivos:

1.- Mientras más pronto te trates menores complicaciones.
2.- Evitarás ser un foco de infección.

Vuelvo a insistir que la prevención es clave en esta enfermedad con consecuencias devastadoras.

Dengue

El dengue es una enfermedad trasmitida por la picadura de un mosquito. Te sientes tan mal con el dengue, que se le conoce como la "fiebre quebrantahuesos", y otra modalidad de esta enfermedad es la fiebre hemorrágica, es decir, que causa sangrados. Las maniobras preventivas son clave para evitarlo.

Al mosquito del dengue le gusta estar en agua estancada o encharcada, por lo que debes evitar que se acumule, en tu entorno, el agua de esta manera. No dejes abandonados o tirados objetos como botellas, vasos, cubetas, llantas ni nada en donde se deposite agua de lluvia. Evita estar al aire libre a las "horas del mosquito" que son temprano en la mañana y a la hora que se pone el sol. Utiliza repelente si vives o visitas una zona propensa de dengue.

Otra enfermedad trasmitida por mosquitos es la fiebre amarilla que normalmente se da en selvas y costas africanas, si vas a viajar a algún sitio en donde exista este problema, te recomiendo vacunarte para prevenir el contagio.

Resfriado común

Muchos lo conocemos como catarro o gripa y todos hemos pasado por ahí. No hay mucho que podamos hacer contra este virus sino dejar pasar el cuadro gripal. Pero sí podemos prevenir el contagio a otras personas.

Procura no salir, ni enviar a tus hijos a la escuela en caso de estar enfermos, ya que la gripa se contagia fácilmente.

Tápate la boca al estornudar colocando el codo sobre ésta. Lávate las manos continuamente.No saludes de beso ni de mano a nadie.

Una variación importante es la influenza, ésta es una enfermedad tipo gripe muy fuerte con fiebres elevadas y dolores puntuales. Aquí sí amerita vacunarse para prevenirla. Yo los invito a que, cada año, cuando salga la campaña de vacunación contra influenza, la aprovechen y se vacunen. Recuerden que la influenza no es "solamente una gripa más", sino una enfermedad con riesgos importantes que puede llegar a cobrarnos la vida.

Parásitos

Como les mencioné anteriormente hay muchos tipos de parásitos, probablemente los más frecuentes en países como el nuestro, sean las amibas, pero también hay del tipo de las lombrices como las Tenias y Áscaris. Algunos pueden dañar gravemente y poner la vida del paciente en peligro como es el caso de la malaria o paludismo.

La mayoría de los parásitos se trasmiten al tomar agua o comida contaminada, pero también puede ser a través de picaduras de insectos.

Asegúrate que el agua que tomes sea potable o embotellada, sobre todo, cuando estés en lugares de dudosa higiene. Si no tienes acceso a ésta, es conveniente hervir el agua por cinco minutos y dejarla enfriar.

Existen tabletas de yodo para purificar el agua, deberás seguir las instrucciones según la marca que compres.

Asegúrate que la comida que ingieras esté bien cocinada y evita tomar leche que no sea pasteurizada.

Nunca dejes los alimentos cocinados sin refrigerar por varias horas y, *mucho ojo* con comer alimentos de vendedores en la calle.

Nuevamente aquí aplica el lavado de manos en que tanto he insistido.

Si viajas a algún lugar en donde existe malaria, tienes que protegerte de los mosquitos. Utiliza redes para cubrir las camas e insecticidas adecuados. Muchas veces se recomienda la profilaxis medicamentosa así que, si vas a viajar a algún lugar en donde haya malaria, es importante que hables con tu médico y se lo comentes para que te indique qué puedes hacer específicamente para prevenirla.

Ahora, para terminar, tengo un punto importante a considerar contigo: Muchos pacientes, llegan a mi consultorio diciendo que ya se desparasitaron y quieren saber si ya les toca de nuevo. Yo les pregunto que de dónde sacaron esta idea de desparasitarse como ganado o mascotas, y nunca tienen una respuesta adecuada. Les pregunto contra cuál parásito se desparasitaron, y tampoco lo saben.

Existen muchos antiparasitarios y muchos de ellos tienen efectos colaterales. ¿Por qué querrías desparasitarte si no tienes síntomas ni tienes identificado qué parásito atacar?

En sitios en donde ha habido cuadros severos de algún parásito sí se recomienda desparasitar a la población, pero esto, no es la regla.

La próxima vez que te quieran desparasitar, pregunta al médico contra cuál parásito, si te responde, pregúntale que cómo sabe que es ese parásito, para por último preguntarle entonces, qué medicamento específico debes usar.

Se ha puesto de moda comer comida asiática y por ende hemos adoptado algunos de los parásitos que vienen en la comida cruda. Mucho ojo, si vas a comer carne cruda, asegúrate que el local sea lo más higiénico posible.

Hongos

El hongo que más comúnmente da problemas al ser humano se llama Cándida albicans. La infección es común en los niños, conocida como algodoncillo, y también puede dar problemas de infección vaginal o del esófago. La Cándida vive en nosotros de manera habitual pero cuando su población crece es cuando da problemas. Esto sucede en algunas ocasiones cuando debilitamos a nuestra flora normal al tomar antibióticos o cuando se toman medicamentos para deprimir el Sistema Inmunológico. La candidiasis puede ser grave cuando se hace generalizada y esto, aunque es muy raro que ocurra, pasa si tienes una enfermedad en donde no funciona bien tu Sistema Inmune, como el SIDA, diabetes descontrolada o alguna otra enfermedad de este sistema. Es muy raro que una persona sin enfermedades concomitantes, presente una infección por Cándida generalizada.

He escuchado a mucha gente a la que le han dicho que tiene infección por Cándida, pero curiosamente no se ve en ningún lado, no hay ninguna prueba de laboratorio que lo corrobore y aún así la gente lo cree. Mucho cuidado con lo que se lee en Internet o con lo que se dice sin tener pruebas fehacientes de ello. ¡Sobre todo cuando te dan tratamiento! Los medicamentos contra hongos pueden tener serios efectos colaterales, sobre todo en el hígado, y tienen que estar supervisados por un médico.

Yo, cuando le diagnostico Candidiasis a un paciente, se lo demuestro en un examen de laboratorio.

Otras infecciones por hongos se asocian a exposición a murciélagos (cuevas) y a excremento de pájaros, por lo que hay que evitar estas situaciones, ya que hay hongos que viven en la materia fecal de estos animales y los aspiramos a los pulmones al respirarlas.

Como ven, en enfermedades infecciosas y prevención ¡lo más importante es la higiene y el sentido común!

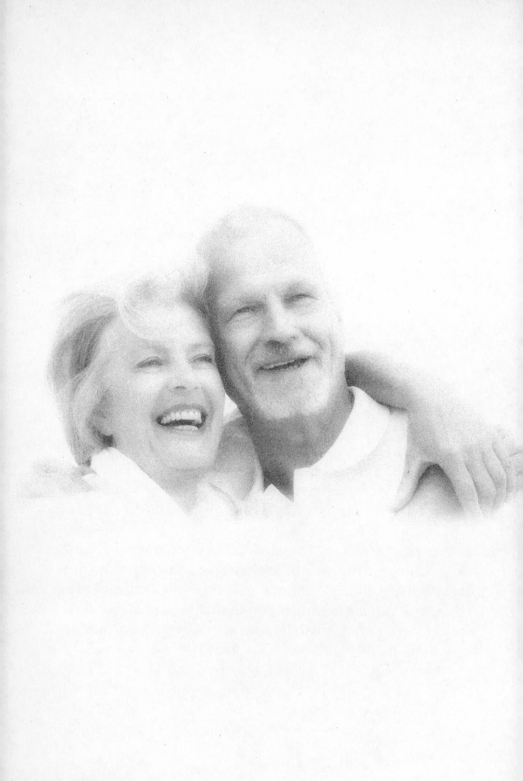

Capítulo 13

PREVENCIÓN EN EDAD GERIÁTRICA

¿Sabes cuál es la tercera edad y qué es la geriatría? La tercera edad se considera a partir de los 65 años y, a las personas en este grupo de edad, se les llama también adultos mayores. La Geriatría es la ciencia que estudia a los adultos de la tercera edad y se encarga de la prevención, diagnóstico, tratamiento y rehabilitación de las enfermedades o problemas a esas alturas.

Envejecer es un proceso totalmente natural del cual ninguno de nosotros nos escaparemos. Puede que no nos guste, pero el hecho es, que es totalmente real e inevitable. Y se van a sorprender con lo que les diré a continuación, pero nuestras habilidades físicas llegan a su máxima expresión a los ¡30 años! ¡Qué fuerte! ¿Verdad?

La ciencia ha avanzado mucho extendiendo la vida a las personas. En tiempos bíblicos una persona de 40 años era considerado como alguien mayor. Normalmente a esta edad, eran ya los jefes de las tribus, los grandes sabios, los patriarcas, etcétera. Pero hoy en día, yo por ejemplo, ahora que tengo 48, me siento como un adolescente. ¡Jajaja! Fuera de broma, las cosas han cambiado mucho, pero hay que aprender a reconocer los cambios que vienen con la edad.

Una observación clave es que no todos envejecemos igual. Influye mucho el tipo de vida que hayas llevado, tu alimentación y hábitos, la genética y la presencia de enfermedades. Es determinante cómo has vivido para ver cómo llegarás a tu vejez.

Lo que es un hecho es que, conforme la edad avanza, vemos cambios a diferentes niveles de nuestro cuerpo:

Ojos: La visión en general disminuye, se tiende a hacer opaco nuestro lente y los ajustes del mismo. Por lo tanto, no vemos bien.

Oído: La agudeza auditiva disminuye. ¿Cuántas veces no vemos que alguien mayor nos pide que le repitamos las cosas? Les cuesta trabajo distinguir sonidos altos o distinguir sonidos cuando hay mucho ruido. Un punto importante aquí es, que los adultos mayores de ahora, no estuvieron nunca expuestos a audífonos ni a ruidos estridentes de música. En un futuro veremos mucho más este problema cuando las generaciones "de auriculares y música a todo volumen" lleguen a la tercera edad.

El gusto: El sentido del gusto disminuye también, se reduce la percepción de sabores y, además, disminuye la producción de saliva. Esto hace más difícil la digestión de los alimentos y el tragar.

Tubo digestivo: Disminuye el reflejo nauseoso, es decir, disminuye la capacidad de vomitar por lo que se hace más fácil que la comida se vaya por otro camino a las vías respiratorias. Se hace más lento todo el proceso digestivo.

Cardiovascular: Las arterias se hacen rígidas y es factible que haya calcio y colesterol bloqueándolas. El corazón pierde fuerza.

Urinario: Disminuye la capacidad de la vejiga, es decir, darán ganas de orinar más frecuentemente.

Músculo-esquelético: Los huesos se hacen más frágiles, se pierde tejido muscular. La fuerza, por lo tanto, disminuye y también la coordinación. Las articulaciones están desgastadas.

Sistema Nervioso: Las neuronas, en general, van dejando de funcionar adecuadamente con la agilidad que lo hacían en años jóvenes.

Como ven, todos estos son factores de riesgo para que los adultos mayores presenten muchos más problemas. Como dije anteriormente, no todos llegamos igual a esta edad pero les daré unos *tips* muy generales que aplican a todas las personas de la tercera edad.

Por lo menos una vez por año deben ir al médico para revisión y chequeo general. Su doctor ya decidirá qué estudios o exámenes ameritan, dependiendo del caso. Si tienen alguna enfermedad específica seguramente las visitas médicas serán más cercanas. ¡Mucho ojo con los medicamentos! La polifarmacia es cuando se toman muchos medicamentos al mismo tiempo y es muy común en pacientes geriátricos. El problema es que, a veces, algunos de estos medicamentos no se llevan bien con otros o presentan efectos colaterales. Por esto, es muy importante tener un listado de los medicamentos que están tomando y que todos sus médicos lo conozcan.

Deben asegurarse que su dieta sea adecuada y bien balanceada. Comentar al médico si se tienen problemas al masticar, checar sus dientes o el funcionamiento de dentaduras con el especialista dental.

Practicar el ejercicio, ya que, además de ayudar a mantenerse libre de algunas enfermedades, ayuda al Sistema Musculoesquelético. El ejercicio debe de ser supervisado y de acuerdo a la capacidad física de la persona. No es lo mismo para alguien que fue atlético toda su vida que para alguien que nunca hizo ejercicio.

Hay un mayor riesgo de caídas y golpes a esta edad. Debido a los cambios que les mencioné anteriormente, es común que las personas mayores se caigan y se golpeen causando fracturas que son de difícil manejo y que traen otras complicaciones. Una fractura en un niño sana rápido y no tiene mayor implicación, pero en un adulto mayor, se tarda más tiempo, a veces no sueldan bien los huesos o requieren manejo quirúrgico. Recuerden que, a esta edad, los huesos son más frágiles. Además, el tiempo de inmovilidad se asocia a otras enfermedades que pueden ser muy graves. Asegúrense que el lugar donde viven no tenga obstáculos que de joven ni siquiera considerarían ponerles atención: cables, mesas pequeñas, cajas, objetos tirados, etcétera. Sugiero colocar pasamanos en los baños, cerca de la cama, en las escaleras y demás lugares que puedan requerirlo. Si no pueden caminar bien, busquen estar asistidos en todo momento, eviten escaleras de ser posible, lo mejor es usar rampas cuando las haya. Para ejercitar, lo más recomendable es usar caminadoras ya que éstas brindan gran estabilidad. ¡Cuidado con las mascotas!, especialmente con los perros pequeños que pueden causar que se tropiecen.

Para los que conviven con personas de la tercera edad, no está de más leer estos consejos: Procuren ser pacientes, amables y cariñosos con ellos. En estas edades la depresión es muy común ya que muchos no saben aceptar adecuadamente los cambios que vienen con la edad. Sienten que ya no sirven, que no funcionan y que son estorbos. Hay que incluirlos, pedirles consejo (son más sabios en muchas cosas que nosotros) y escucharlos; muchas veces tienen historias muy divertidas de sus juventudes y de nuestros padres, en caso de que sean nuestros abuelos.

No olviden nunca que ¡para allá vamos todos!

Para concluir

Como pudieron ver, en realidad no es muy difícil entrar al mundo de la prevención. Se trata de cambiar un poco nuestros hábitos y tirar a la basura muchas de las falsas creencias que tenemos, porque:

Sí es fácil hacer medicina preventiva.
Sí es rico comer saludable.
Sí es divertido hacer ejercicio.

En mi consulta, muchas veces, me topo con casos muy tristes en donde cruza por mi cabeza la frase: "Si tan solo este paciente hubiera..." Pero el **hubiera** no existe, no es real. Y las noticias que doy en esas situaciones son muy desagradables.

Muchas de estas conversaciones no se entablarían si los pacientes supieran y aplicaran en su vida, y en la de su familia, algunos de los consejos que les doy en este libro.

Y también me sucede que, cuando a un paciente le detectamos algo potencialmente malo y se lo resolvemos en etapas tempranas del desarrollo, éste se va muy contento, pero a veces, sin realmente darse cuenta y valorar lo que se acaba de ahorrar: ¡La peor pesadilla de su vida! Y todo gracias a haber tomado medidas preventivas.

La clave está en querer hacerlo, en aprender nuevos hábitos y eliminar aquellos nocivos, en darte el tiempo para conocer tu cuerpo, escuchar y atender las señales y cuidarte.

Al leer estas páginas, seguro se dieron cuenta de que muchas de las cosas que aquí encontraron ya las sabían o algo habían escuchado al respecto. Mi intención, al reunir toda esta información y consejos en este libro, es que ustedes reflexionen sobre todas las posibilidades y, sobre todo el **PODER,** que tiene la **PREVENCIÓN** para mantener en óptimas condiciones nuestra salud.

Te invito a ponerlo en práctica a partir de hoy. Quien más tiene que ganar de todo esto, ¡eres tú!

¡Muchas gracias!

Apéndice

LISTADO DE MÉDICOS ESPECIALISTAS

Alergólogo: Especialista en alergias.

Algólogo: Se dedica a tratar los dolores difíciles de manejar

Anestesiólogo: Se dedica a dormir a los pacientes para intervenciones.

Cardiólogo: Se ocupa de las enfermedades del corazón.

Cirujano: Se dedica a operar, existen diferentes tipos de subdivisiones de las especialidades dependiendo de la región que operen.

Dermatólogo: Se ocupa de las enfermedades de la piel.

Endocrinólogo: Trata las enfermedades de las glándulas.

Gastroenterólogo: Ve los problemas del aparato digestivo, el hígado y el páncreas.

Genetista: Se dedica a estudiar los genes en los cromosomas.

Geriatra: Se dedica a ver pacientes de la tercera edad.

Ginecobstetra: Se dedica a cuidar la salud femenina de los órganos reproductores, las mamas y el embarazo.

Hematólogo: Se dedica a ver problemas de la sangre.

Infectólogo: Se ocupa de los problemas de enfermedades infecciosas.

Intensivista: Trabaja en las terapias intensivas con pacientes graves.

Internista: Trata las enfermedades de los órganos internos en adultos.

Médico Familiar: Casi siempre es el primer contacto con el paciente, si ve que el problema es más complicado, lo refiere con el especialista.

Nefrólogo: Se dedica a ver problemas de los riñones.

Neumólogo: Especializado en problemas de los pulmones.

Neurólogo: Ve los problemas del sistema nervioso.

Oftalmólogo: Atiende los problemas de los ojos.

Oncólogo: Especialista en cáncer.

Ortopedista: Atiende los problemas de huesos y músculos en general, accidentes y golpes.

Otorrinolaringólogo: Especialista en oídos, nariz y garganta.

Patólogo: Estudia los tejidos.

Pediatra: Se dedica a cuidar y tratar la salud infantil.

Psiquiatra: Se ocupa de los problemas de la mente y el comportamiento.

Radiólogo: Encargado de la especialidad en Rayos X, tomografía, resonancias, ultrasonidos, etcétera.

Reumatólogo: Ve los problemas de articulaciones y enfermedades de la colágena como el lupus.

Urgenciólogo: Trabaja en hospitales, generalmente, tratando las emergencias.

Datos de contacto

Twitter: @pepebanderabandera1

Facebook DOCTOR PEPE